Wunderbalsam

Marie Erlenmaier

Roman

D1719241

Zum Buch

Der Leser wird zunächst auf eine harmlose Urlaubsreise mit Marie geschickt. In witzigen und zunächst etwas naiv anmutenden Episoden durchläuft die Protagonistin diese Reise, mit dem Ziel, ein bisschen Abenteuerluft zu schnuppern, um danach erholt in den zugegebenermaßen langweiligen Alltag zurückzukehren. Langsam aber stetig wird der Leser mit der Protagonistin auf eine nicht vorhersehbare Achterbahn geschickt, die langsam jedoch stetig anfängt, sich zu beschleunigen.

Eine Geschichte, die ohne Sex, Crime oder verzwickten Beziehungsdramen auskommt und trotzdem oder gerade deshalb irrsinnig komisch, spannend und erkenntnisreich ist.

Ein Buch, auf das man schon immer gewartet hat. In seiner Leichtigkeit und Unbeschwertheit ist es Balsam für die Seele.

Marie Erlenmaier wurde in Deutschland geboren. Sie arbeitete u. a. als Reiseleiterin in der Karibik. Nach Ihrem Biologiestudium kultivierte sie Erdnüsse in Gambia und züchtete Weinbergschnecken im Markgräflerland. Heute wohnt sie in Norddeutschland und schreibt meistens Prosa, aber auch Lyrik.

Sie hat sich ihre eigene Sicht auf die Welt bewahrt und pflegt das Motto: Beim Fallen aus der Norm bestimmt die Fallhöhe den zu erwartenden Schmerz. Deshalb meidet sie, wo es geht,

das Licht der Öffentlichkeit.

Marie Erlenmaier
Wunderbalsam

Roman

MATIS-publishing UG

MATIS
PUBLISHING

1. Auflage 2024
Umschlagmotiv: Marie Erlenmaier
Umschlaggestaltung / Layout: Salomon Schulz
Lektorat: Silvia Peper-Sengstock
Druck: DRUCKZENTRUM NEUMÜNSTER Gmbh
ISBN: 978-3-9826485-0-7

www.matis-publishing.de
50 Cent /pro Buch gehen an Umweltschutz / Bildungsorganisationen

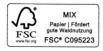

MIX
Papier | Fördert
gute Waldnutzung
FSC
www.fsc.org   FSC® C095223

Inhalt

Trau dich
maul nicht
wend nicht
Bedenken
hin und her
geh einfach
mal
los

Marie Erlenmaier

Aufbruch

Mein Sitznachbar, ein rundlicher Herr mittleren Alters, hat das Glück, den Flug hauptsächlich verschlafen zu haben. Dem Schnorcheln nach sogar im Tiefschlaf. Ein Blick aus dem Fenster lässt in der Ferne ein Lichtermeer erkennen. Ansonsten nur Dunkelheit.

Nach der langen Flugreise kündigt der Pilot endlich die baldige Landung an.

Die Stewardess bittet höflich um Aufstellung der Sitze. Dann ein hartes Aufsetzen des Fliegers auf der Landebahn.

Mein Nachbar schreckt mit ein paar kurzen Atemzügen hoch, schaut sich orientierungslos um und fragt mich:

„Wo sind wir?"

Lächelnd sage ich:

„Welcome to India."

Endlich angekommen, das unbequeme Sitzen hat ein Ende.

Auf diese Auszeit habe ich mich schon lange

gefreut.

Zügig zerre ich meinen prall gefüllten Rucksack aus dem Gepäckfach. Beim Ausstieg aus dem Flugzeug schlägt mir eine 30 Grad heiße, feuchte Wärmewand entgegen.

Es ist Juli. In Europa Sommerzeit und in Indien Regenzeit. Dabei regnet es hier nicht permanent. Es scheint sogar oft die Sonne. Die Temperaturen sind erträglich, ab und zu regnet es, manchmal schüttet es jedoch auch richtig.

Der Flughafen liegt einige Kilometer außerhalb von Kozhikode, einem Städtchen im Süden Indiens, Distrikt Kerala.

Kerala, die Wiege des Ayurveda. Ein sozialistisch geführtes Bundesland mit viel Grün, Teeplantagen und den berühmten Backwaters.

Ich durchquere müde die halbleere Abfertigungshalle. Nach kurzer Zeit erreiche ich den Ausgang.

Vor dem Flughafen, im gelblichen Straßenlicht, steht eine überschaubare Anzahl an Taxis und Motorrikschas bereit.

Glücklich steuere ich mit geschultertem Rucksack auf sie zu.

Der Taxifahrer öffnet einladend die Tür zum Wagenfond. Ich sitze bereits mit meinem Gepäck auf der Rückbank, als mir plötzlich einfällt, dass der Fahrpreis im Orient vorher auszuhandeln ist. Gelassen frage ich:

„Hotel Moonshine, Pavami Road ... wie viel?"

Der Fahrer, der schon hinter seinem Steuer sitzt, wirft einen scharfen Blick in seinen Rückspiegel und vermeldet, ebenso gelassen:

„Zwanzigtausend Rupien!"

Die Antwort katapultiert mich augenblicklich mitsamt meinem Rucksack aus dem Fahrzeug.

Die Entscheidung, eine Rikscha zu nehmen, ist in Sekundenschnelle getroffen.

Mit geschultertem Gepäck wende ich mich keine zehn Schritte weiter den Motorradrikschas zu.

Einer der Fahrer hat es sich halb liegend, halb sitzend in dem Gefährt gemütlich gemacht und ist hoch konzentriert mit dem Rauchen seines Beedis, einer indischen Kräuterzigarette, beschäftigt.

Seine Plastiksandalen liegen verstreut im Motorraum. Ich beuge mich skeptisch zu ihm:

„Hotel Moonshine, Pavami Road ... wie viel Rupien?"

Nach einem weiteren Zug am Beedi bläst er mir mit der Rauchwolke die Antwort

„Tausend" entgegen.

Erleichtert mache ich es mir im hinteren Teil des Fahrzeugs auf der kunstledernen Sitzbank bequem. Über mir ein gelbes Plastikdach mit ein paar zu vernachlässigenden Luftlöchern.

Die letzten Züge des Beedis noch genießend, steckt sich der Fahrer seine in die Jahre gekommenen Sandalen an die Füße und startet den knatternden Motor des Mopeds.

Um sicherzugehen, tippe ich ihm von hinten noch

mal auf die Schulter.

Ob er auch wirklich weiß, wo die Pavami Road ist
...?

Ohne sich umzudrehen, schon konzentriert auf die
Straße, höre ich durch den Motorenlärm mehrere
„Yes".

Mit einem kleinen Hüpfer dreht das Gefährt auf
die nur rudimentär beleuchtete Ausfahrt des
Flughafengeländes.

Das Licht der Mopedlampe flackert unruhig auf der
Straße, die nur hier und da von einer Laterne erhellt
ist.

Mit der kühlenden Brise eines aufladenden Windes
mischen sich, aus heiterem Himmel, vereinzelte
Regentropfen.

Wie verirrte Wesen fallen sie auf das Dach, die
Windschutzscheibe und auf Teile meines hinteren
Sitzplatzes.

Der Wind frischt erneut auf, und mit ihm
vermehren sich in Sekundenschnelle die Tropfen
zu einem Sturzbach, der ohne Unterlass auf uns
herniederprasselt.

Mein Fahrer biegt dem Wind ausweichend in eine
Seitenstraße und betätigt die nach dem krächzenden
Laut eines verwundeten Vogels klingende Hupe.

Ein paar Minuten später nähert sich uns im
Regendunst, geschützt von einem großen Schirm,
eine Gestalt.

Dem kurzen Dialog der beiden, angereichert mit
mehreren vieldeutigen Handzeichen, entnehme ich

den Namen „Pavami Road".

Da hatte ich mich schon auf einen kleinen Zwischenstopp im Unterstand eines Hauses gefreut. Aber nichts da!

Unbeirrt lenkt der Fahrer sein kleines Gefährt wieder zurück auf die Straße, deren Schlaglöcher mittlerweile bis zum Rand mit Wasser gefüllt sind.

Meine Gefühle schwanken zwischen Bewunderung ob der Hartnäckigkeit meines Chauffeurs und der Angst, mich im Nirgendwo der Nacht wiederzufinden, weggerissen vom reißenden Strom eines tropischen Sturzbaches.

Unbekannt verschollen, nach nur kurzem Reiseaufenthalt.

Um den Kapriolen des Mopeds standzuhalten, kralle ich meine feuchten Hände fest in den Sitz.

Endlich lässt der Regen etwas nach, und die dichtere Besiedelung kündigt die Innenstadt an.

Um mich sicher an das gewünschte Ziel zu bringen, stoppt mein Chauffeur mehrmals an den kleinen Verkaufsständen am Wegesrand und fragt nach Hotel Moonshine.

In der Stadt sind um diese Uhrzeit und in dieser Dunkelheit kaum noch Menschen unterwegs.

Der Verkehr ist zum Glück minimal.

Endlich biegt das Moped auf eine lange Auffahrt, bis es mit quietschenden Bremsen stoppt.

Mein Fahrer wendet sich mit den Worten „Tausend Rupien" zu mir nach hinten.

Ich bin komplett durchnässt, aber offenbar am Ziel

Ich beschließe, dass dieser Abenteuerritt mit einem ordentlichen Trinkgeld belohnt werden muss. Freudig greift er nach den Scheinen aus meinen nassen Händen und lässt sie in den Tiefen seiner Kleidung verschwinden.

Steffis ausgeklügelter Reiseplan

Aus dem Halbdunkel taucht ein in Uniform gekleideter Mitarbeiter des Hotels auf. Obwohl es aufgehört hat zu regnen, hat er unter seinem Arm einen grasgrünen Regenschirm geklemmt.

Mit den Worten „Welcome, welcome" spannt er ihn einladend auf.

Ich lasse mich unter dem Schirm königlich an den Empfangstresen begleiten.

Nun stehe ich leicht fröstelnd in einer klimatisierten Lobby.

Höflich-distanziert nimmt die äußerst nette Hotelangestellte in farbenfrohem Seidensari meine Personalien auf.

An ihren Armen klimpert bei jeder Bewegung bunt glitzernder Reifschmuck.

Ihr nach Rosen duftendes Parfüm ist großzügig aufgetragen.

Um meine Schulie bilden sich gerade kleine braune

13

Pfützen auf dem glänzenden Marmorboden.

Unbeeindruckt von meiner triefenden Kleidung, erklärt mir die Hotelangestellte höflich, dass es zur allgemeinen und persönlichen Sicherheit besser ist, wenn mein Pass im Hotelsafe eingeschlossen wird. Ich stimme zu und überreiche ihr das Dokument. Im Gegenzug erhalte ich einen mittelgroßen Bartschlüssel mit der Zahl Vierzehn.

Die Empfangshalle ist hell erleuchtet und zu dieser Uhrzeit zu meinem Glück nur von wenigen Gästen besucht.

Ergeben füge ich mich in mein Schicksal, konzentriere mich auf die nach oben führende Treppe und durchquere in tropfnassem Zustand die Hotellobby.

Das Zimmer liegt am Ende eines dunklen Flurs, hat jedoch eine große Glasfassade, davor ein Balkon. Nach ausgiebigem Duschen lasse ich die letzten Stunden Revue passieren.

Was für ein Start!

Das Geld für diese Reise hatte ich mühsam zusammengespart und war dabei unserem Büroleiter Herrn Walz mächtig auf die Nerven gefallen. Er wollte partout nicht einsehen, dass seine Angestellte, also ich, deren Aufgabengebiet in seinen Augen keine Herausforderung darstellt, fünf Wochen Urlaub braucht. Außerdem dürfe er mir laut Gesetz nur zwei Wochen am Stück geben.

Ich versuchte ihm zu erklären, dass ich dringend einen Tapetenwechsel benötigte.

Er konterte, den könne ich auch in meiner Freizeit haben, zum Beispiel in seinem Kegelclub „Alle Neune", dessen Vorsitzender er ist. Aufgrund von mehreren Austritten hätte ich sogar die Möglichkeit, zwei Monate kostenlos dabei zu sein.

Aber ich ließ nicht locker.

Ich musste dringend aus diesem Einerlei raus. Nach langem Hin und Her gab es schlussendlich eine Einigung. Ja, ich wollte Abenteuer! Und jetzt bin ich mittendrin.

Der Schlaf kommt ohne Vorwarnung.

Pünktlich um sechs Uhr werde ich durch die Lautsprecherrufe des Muezzins einer nahen Moschee geweckt, es bleibt jedoch keine Zeit, um mich im Bett noch mal umzudrehen, denn pünktlich um sechs Uhr zwanzig ertönen, mit derselben Lautstärke, die Gesänge zu Ehren der Göttin Devi aus dem Hindutempel daneben.

Die Weckrufe zeigen Wirkung. Noch halb schlafend und mit steifen Gliedern wälze ich mich aus dem Bett. Das intensive Sonnenlicht dringt jetzt erbarmungslos durch die Fensterfront. Vom Fenster aus sind bunte Wäschestücke zu erkennen, die in langen Reihen zum Trocknen auf der Rasenfläche ausgebreitet sind.

Ich ziehe meine immer noch klatschnasse Kleidung von gestern kurz durch den großzügigen Wasserstrahl im Bad und drapiere die Wäschestücke über einem grünen Plastikstuhl auf dem Balkon zum Trocknen.

Auf dem Bett sitzend sehe ich mir meinen Reiseplan an.

In Deutschland hatte mir meine Freundin Steffi diesen erstellt, angepasst an das Reisebudget.

Mit ihr hatte ich bisher alle Wanderurlaube geplant. Auch diesen. Denn sie ist das Organisationstalent schlechthin. Mit ihrer Spürnase findet sie die schönen Ecken auf Anhieb. Praktischerweise brauche ich ihr nur hinterherzulaufen.

Sie arbeitet im örtlichen Kindergarten und hält dort den ganzen Laden zusammen. Das muss man können.

Indien stand schon lange auf unserer Wunschliste. Aber ausgerechnet kurz vor unserem Urlaub war ihre Kollegin gestürzt und liegt seither mit Knochenfraktur im Krankenhaus. Kurzfristig einen Ersatz zu finden – aussichtslos.

Die Entscheidung, ohne Steffi loszufahren, fiel mir wirklich schwer.

Nun hatte ich aber Herrn Walz schon so lange bearbeitet und mich so auf diese Auszeit gefreut, dass mir keine andere Wahl blieb, als die Reise alleine anzutreten.

Am Abend vor meiner Abreise gingen wir Steffis genaue Planung mit allen Stationen und Unterkünften bis tief in die Nacht mehrmals durch. Außerdem haben wir beschlossen, dass mein Handy zu Hause bleibt. Erstens verliere ich ständig irgendetwas, und zweitens gibt es in den abgelegenen Orten meiner Reise sowieso keinen

Empfang.

Ich musste hoch und heilig versprechen, viele Postkarten zu schicken. Außerdem wären ein paar Souvenirs fällig.

Puuh, ganz schön aufregend.

Für meinen ersten Ausflug brauche ich Hilfe.

Mit Vorfreude mache ich mich auf den Weg in die Lobby.

Am Empfang sitzt jetzt ein junger, dynamischer Mann im blauen Anzug mit buntem Einstecktuch und frisch geöltem Haar.

Als ich meinen Zimmerschlüssel auf die Theke lege, begrüßt er mich überschwänglich mit meinem Namen:

„Welcome, Miss Älö...me...ia."

„Guten Morgen, ich will nach Kalpetta", erkläre ich ihm ohne Umschweife.

„Ein Ausflug ins Hinterland! Ein sehr schönes Naturschutzgebiet, aber jetzt in der Regenzeit nicht zu empfehlen. Außerdem brauchen Sie dazu einen Guide und gutes Training."

Er betrachtet mich skeptisch von oben bis unten.

Ich hatte mit Steffi zusammen nicht umsonst dieses Ziel ausgesucht. Unsere regelmäßigen Touren in die Berge scheinen jedoch keinen optischen Hinweis auf Trekkingerfahrung hinterlassen zu haben.

Ich übergehe seine Einwände.

„Ja, genau, ich brauche einen Bergführer, und zwar für morgen."

Sein Elan ist nicht mehr ganz so schwungvoll, und

mit bewusst eingesetzter Verzögerungstaktik blättert er lustlos in einem Notizbuch.

In der Regenzeit sei es schwierig, jemanden zu finden, aber – er könne es ja versuchen.

Das klingt nicht sehr zielstrebig.

Um meinem Wunschziel näher zu kommen, nehme ich allen Mut zusammen, schaue ihm direkt in die Augen und sage:

„Ich fahre morgen dahin, mit oder ohne Guide."

Das war ziemlich übertrieben, denn ich weiß genau, ohne Führung und Kenntnis der Gegend bin ich hoffnungslos verloren.

Er verspricht mir, sich umzuhören.

Ich nutze den Tag und schlendere durch die Stadt.

An den Straßenrändern sind Holzkarren aufgebaut mit Bergen von Babybananen und Mangos. Ich beschließe, auf dem Rückweg welche zu kaufen.

Ein fast endloser Strom an Fahrzeugen drängt sich durch die Hauptstraße. Ich biege in eine Nebengasse und lasse mich hineinziehen in die fernöstliche Atmosphäre.

Aus den Geschäften strömen Sitarklänge, gemischt mit dem Duft von abbrennendem Räucherwerk.

Eine bunt gemischte Menschenmasse strömt durch die Gassen, die meisten in den allseits beliebten Flipflops. In kleinen Wasserrinnen sammeln sich achtlos entsorgte Abfälle.

Es herrscht Hochbetrieb in den kleinen Verkaufsboutiquen.

Ich nähere mich einem Laden mit

Holzschnitzereien, und kaum stehe ich davor,
ist auch schon ein „Berater" an meiner Seite und
erklärt mir die ausgelegte Ware mit dem Hinweis,
dass im Geschäft alle meine Wünsche erfüllt werden
können.
An diesen Service muss ich mich erst gewöhnen.
Da, wo ich herkomme, ist das Personal eher
rar gesät und ein Verkäufer nur schwer, wenn
überhaupt zu finden.
Die Zuvorkommenheit macht natürlich Freude,
und ich lasse mich schließlich auf den Kauf einer
Dose aus geschnitztem Rotholz ein. Der Deckel
ist verziert mit kleinen, fein herausgearbeiteten
Jasminblüten, die, ineinander verschlungen, ein
ganzes Blütenmeer abbilden. Die Dose lässt sich
durch ein filigranes Messingschloss verschließen.
Das ist ein wunderbares Geschenk für meine
Freundin Steffi, die eine leidenschaftliche
Sammlerin von Knöpfen aller Art ist, mit denen sie
ihren Näharbeiten den letzten Schliff verleiht.
Mir fehlt zu solchen Hobbys die Geduld.
Ich war schon immer ein Kind der Bewegung.
Mit vier schaffte ich es, die Haustür zu entriegeln
und einen schönen, ausgedehnten Spaziergang
durch den 500-Seelen-Ort meines damaligen
Lebensmittelpunktes zu unternehmen.
Ein aufmerksames Gemeindemitglied brachte mich
schließlich wieder zurück in den Schoß meiner
Mutter, die sich aufgelöst und einer Herzattacke
nah hektisch die Tränen aus den Augen wischte.

Zu meinem Leidwesen wurden nach dieser Aktion die Sicherheitsmaßnahmen am und im Haus gründlichst überarbeitet.

Was Wochen später zu der irren Situation führte, dass meine Mutter nicht mehr wusste, wo sie die Schlüssel für die Doppelverriegelungen versteckt hatte, und die Feuerwehr alarmieren musste, die sie aus ihrem eigenen Haus rettete.

Eine teure Angelegenheit.

Meine Anteilnahme an diesem Vorfall hielt sich in Grenzen, aber er legte den Grundstein für meine Erkenntnis, dass die Freiheit eines Menschen sehr wohl antastbar ist.

Meine Abenteuerlust war trotz strenger Erziehungsmaßnahmen unerschöpflich geblieben. Je mehr man versuchte, mich zu bremsen, umso größer wurde mein Drang, allem zu entfliehen.

Die Nachmittagshitze entfaltet gerade ihre volle Kraft. Mit den besten Wünschen werde ich würdevoll aus dem Geschäft geleitet.

Ich schlendere noch ein bisschen weiter durch die engen Gassen, feilsche bei dem Straßenverkäufer um fünf Babybananen, kaufe einen Stapel Postkarten und mache mich durchgeschwitzt, aber glücklich auf den Rückweg ins Hotel.

In der Lobby empfängt mich eine angenehme Kühle. Die sieben Deckenpropeller drehen sich hektisch surrend um ihre eigenen Achsen.

Der Hotelangestellte von heute Morgen winkt mich

aufgeregt und mit freudigem Lächeln zu sich. Er kann sich vor Eifer kaum hinter seinem Tresen halten.

„Ich habe einen Bergführer für Sie gefunden", ruft er quer durch die Halle, als handelte es sich um den Schatz des Echnaton.

„Morgen früh ist er hier."

Mit einem Lächeln nehme ich die frohe Botschaft entgegen und freue mich, dass meine Hartnäckigkeit sein anfängliches Misstrauen in ein Erfolgserlebnis verwandelt hat. Zu einem Sonderlob bin ich allerdings nicht aufgelegt.

Die Treppe nach oben nehmend, nicke ich zum Abschied aufmunternd in seine Richtung. Ich werde mich überraschen lassen.

Der Perso schläft im Safe

Morgens um fünf Uhr dreißig, noch vor den Gebetsrufen des Muezzins, klingelt das Telefon auf meinem Nachttisch.

Im Halbschlaf hebe ich den Hörer ab.

„Ihr Guide ist gerade eingetroffen."

Puh, so früh. Ich ziehe meine Wandermontur an, schultere den Rucksack und begebe mich nach unten.

In der verlassenen Lobby steht ein Mann unter den kühlenden Deckenventilatoren und blättert lustlos im Hotelprospekt.

In Straßenkleidung, mit T-Shirt, Hose und Sandalen, wirkt er nicht wie ein Bergführer.

Da er jedoch die einzige anwesende Person ist, steuere ich etwas unsicher auf ihn zu.

„Hallo!", begrüße ich ihn.

Neugierig mustert er mich von oben bis unten.

„Hallo, ich bin Sunny, der Guide."

Dabei lächelt er mir freundlich zu. Ich lächle freundlich zurück und deute auf seine Sandalen:
„Willst du so mit mir wandern gehen?"
Er lacht:
„Nein, meine Ausrüstung ist da drüben."
Dabei zeigt er mit ausgestrecktem Arm auf einen Rucksack am Hoteleingang. Das Eis ist gebrochen. Wir machen uns auf den Weg.
Zunächst zur Bushaltestelle, die fußläufig zu erreichen ist.
Sunny läuft auf der dicht befahrenen Straße schützend neben mir. Dabei erklärt er, dass er die Route sehr gut kennt und Proviant für uns besorgt hat.
Ich bin von seiner Fürsorge beeindruckt und freue mich im Stillen auf diese Wanderung in sympathischer Begleitung.
Es liegt eine zweistündige Anfahrt zur Talstation vor uns.
Ein fast leerer Bus bremst einige Minuten später mit quietschenden Reifen, gefolgt von einer Staubwolke. Sunny steuert die hinteren Sitzbänke an und verstaut unser Gepäck darunter. Und los geht's.
Von Station zu Station füllt sich der Bus schnell mit fröhlich schnatternden Schulkindern in Uniform, sodass nach kurzer Zeit der Mittelgang schon fast nicht mehr begehbar ist.
Dicht umdrängt sitze ich stumm und flach atmend auf meinem mittlerweile exklusiven Platz und starre

auf die kleinen Fußbodeninseln, die sich zwischen den Schuhpaaren bilden.

Endlich stupst mich Sunny an und sagt:

„Wir sind gleich da."

Über die Köpfe der schnatternden Schulkinder hinweg ruft er dem Busfahrer lautstark unseren Haltewunsch zu.

Der bremst augenblicklich scharf ab und bringt sein Fahrzeug unter metallischem Knirschen mit einem kräftigen Ruck zum Stehen.

Die Schüler drängen aus dem Mittelgang nach draußen und lassen uns passieren, um danach fröhlich winkend wieder einzusteigen.

Der Bus fährt an und hüllt uns dabei in eine dichte Staubwolke. Als diese sich nach und nach legt, liegt eine einsame Gegend vor uns.

Die Straße führt durch einen dicht bewachsenen, steil ansteigenden, sattgrünen Regenwald.

„Wo genau sind wir hier eigentlich?", frage ich Sunny.

Er zieht eine Geländekarte aus seiner Tasche und markiert für mich die Stelle am südlichen Rand des Chembra-Peak-Naturschutzgebietes.

„Dann kann es ja gleich losgehen", freue ich mich. Er lacht.

„Nein, zuerst müssen wir noch zur Anmeldestation."

Wir laufen zunächst die Straße entlang und biegen dann in einen leicht ansteigenden Feldweg ab.

Der dichte Blätterwald bildet ein Dach über dem

Weg, aus ihm strömt angenehme Kühle in der sonst feuchtheißen Tropenluft.

Nach einer halben Stunde taucht auf einer gerodeten Lichtung, umsäumt von Obstbäumen, ein Häuschen auf. Das schlichte Backsteingebäude mit Wellblechdach ist ebenerdig und die Tür steht offen.

Ein Beamter in kakifarbener Militärkleidung sitzt am Schreibtisch und sortiert Unterlagen.

Der fleißig surrende Deckenventilator hält die feuchtwarme Luft in Bewegung.

In den halb geöffneten Blechschränken stapeln sich die Papiere.

Wir werden aufgefordert, an den Tisch heranzutreten. Das Hemd des Beamten ist mit zahlreichen Abzeichen versehen. In aufrechter, korrekter Haltung betrachtet er uns ohne Gefühlsregung.

Sein strenger Blick bleibt wortlos an mir hangen.

Nach formeller Begrüßung wendet er sich in kurzen, prägnanten Sätzen in Landessprache an meinen Begleiter.

Sunny sagt in gedämpftem Ton zu mir:

„Das kostet tausend Rupien und ich brauche deinen Pass."

„Wieso Pass?", entrüste ich mich, der liegt ja sicherheitshalber im Hotelsafe in Kozhikode, gefühlte zweitausend Kilometer Luftlinie entfernt.

„Wieso brauchen die hier meinen Pass?"

„Er muss dich identifizieren und dazu braucht er deine Passnummer."

Unter den kritischen Augen der Anwesenden durchsuche ich mit feuchten Händen meinen Rucksack.

Mein erster Ausflug kurz vor dem Scheitern. Nein, das kann nicht sein. Ich spüre, wie sich kleine Schweißperlen auf meiner Stirn bilden. Meine Verzweiflung bahnt sich den Weg durch meine Synapsen – auf der Suche nach einer Lösung.

Ich wende mich meinem Begleiter zu und höre mich sagen:

„Die Ausweisnummer kenne ich auswendig!"

„Was???" Ungläubig schaut mich Sunny an.

„Alle dreizehn Zeichen?"

Der deutsche Pass hat zwar nur neun, aber dreizehn ist auch okay. Obwohl? Ich bin kurz am Überlegen. Dreizehn – war da nicht was? Egal.

Ich nicke entschlossen und versuche dabei meinen wild galoppierenden Herzschlag zu beruhigen. Sunny flüstert noch:

„Das könnte teuer werden" und wendet sich dann dem Beamten zu.

Der überlegt nicht lange und notiert etwas auf einem vergilbten Papierfetzen. Mit spitzen Fingern schiebt er wortlos den Zettel über den Tisch, darauf die Zahl Viertausend, und blättert danach geschäftig in seinen Papieren.

Mit gemischten Gefühlen nehme ich die Vervierfachung der Gebühr zur Kenntnis.

Nach dem Besitzwechsel von viertausend Rupien aus meinem Portemonnaie in die offene Hand des

Beamten zähle ich eine mir bis dahin unbekannte dreizehnstellige Zahlenkombination auf, die der Beamte mit akkurater Schrift in ein dickes Heft notiert.

Er schaut mich erwartungsvoll an. Unsicher schaue ich zu Sunny rüber.

Der flüstert:

„Er muss noch deinen Namen aufschreiben."

Erleichtert nenne ich meinen vollen Namen.

Der Beamte lässt es sich nicht nehmen und schreibt aufgrund der Vorschriften selbst. Das Ergebnis ist deshalb auch wenig überraschend alles andere als mein Name.

Götter? Wo? Und wie viele?

Endlich öffnet sich die Tür zum ersehnten Paradies. Der zunächst noch breite Weg führt bald aus dem dichten Wald heraus und geht in einen steilen, serpentinenartigen Trampelpfad mit kargem Grasbewuchs über.

Der Ärger über die geschrumpfte Reisekasse verfliegt beim ersten richtigen Anstieg.

Sunny geht vor mir und weist in den Kurven auf feste Trittstellen. Von Steigung zu Steigung hüllen uns vereinzelte Wolkenschwaden ein, ergänzt von einem sanft einsetzenden Nieselregen. Der schmale grasige Pfad ist nass und glitschig. Einzelne Geröllsteine bieten Halt. Zunehmend sind kleine Verschnaufpausen nötig. Scherzhaft frage ich Sunny in der nächsten Kurve:

„Gibt es hier eigentlich Schlangen?"

Er lacht. „Nein, Schlangen gibt es hier im Hochgebirge nicht, dafür Sambahirsche, Panther,

Tiger und viele, viele andere Tierarten."

Ich muss kurz nachdenken, also wildlebende Panther und Tiger, davon hatte Steffi gar nichts erzählt.

Mit belegter Stimme wende ich mich meinem Begleiter zu:

„Und du hast kein Gewehr dabei?"

Sunny kommt zum ersten Mal ins Straucheln.

„Ähhmm", räuspert er sich,

„ich darf kein Gewehr mitnehmen, weil die Behörde das so beschlossen hat."

Dabei lässt er seinen Blick ins Weite schweifen.

Ich beginne ein bisschen zu zweifeln, ob er mir gerade einen Bären aufbindet und am Ende gar kein richtiger Bergführer ist.

Außerdem wird mir schlagartig klar, wieso man hier Passnummern und Namen registriert. Wenn in diesem riesigen Naturschutzgebiet jemand auf unerklärliche Weise verschwindet, kann mithilfe der Personaldaten zumindest eine sichere Identifizierung erfolgen.

Ernüchtert gehe ich stumm weiter.

Der Nieselregen nimmt zu. Der steile Aufstieg bewirkt eine angenehme Wärme von innen, während die Luft um uns herum zunehmend frischer wird.

Nach vier Stunden gelangen wir endlich auf ein Hochplateau. Der Nebel lichtet sich und gibt die Sicht frei.

Direkt vor uns ein See.

Die sanft abfallenden Berghügel dahinter gehen im Tal in dunkelgrüne Teeplantagen über. Es ist eine wunderbare Stille hier oben. Die Anstrengung hat sich gelohnt.

Wir stehen erschöpft, aber glücklich dicht an dicht nebeneinander. Sunny erklärt mir, dass der See eine Herzform hat und etwas ganz Besonderes ist.

Manche verliebten Paare würden – als Beweis ihrer starken Gefühle füreinander – die Strapazen des Anstiegs nur auf sich nehmen, um diesen See zu besuchen.

Seine Begeisterung ist kaum zu bremsen.

Um in dem See das Herz zu erkennen, bedarf es allerdings einiger romantischer Fantasie. Verträumt steht Sunny neben mir und hängt seinen Gedanken nach. Ich genieße in vollen Zügen den Ausblick.

Ein plötzliches Knurren in die Stille hinein lässt uns beide herumfahren. Keine zwanzig Meter hinter uns steht eine ausgewachsene Dogge mit bräunlichem, zerschlissenem Fell. Daneben, in derselben Farbe und mit gleichem Aussehen, seine Gefährtin. Sie hatten sich leise an uns herangeschlichen. Zutiefst erschrocken starren wir die Beiden an, die ihrerseits in majestätischer, bedrohlicher Haltung uns Eindringlinge beobachten.

Dem bis dahin selbstsicheren Sunny schlottern die Knie. Wenn es einen Abgrund zum Versinken gäbe, würde er sofort darin verschwinden.

Aus seiner Panik heraus fängt er an, unzusammenhängende Worte zu stammeln.

Es wäre wohl auch sinnlos gewesen, Sunny
mit einem Gewehr zu bewaffnen. Bei diesem
Adrenalinschub hätte er wohl jedes Ziel verfehlt.
Die Überraschung ist dem Hund und seiner
Partnerin gelungen und nach genauer Inspektion
dieser merkwürdigen Besucher ihres Reviers kehren
sie uns den Rücken zu und verschwinden im
Unterholz.
Sunny steht zitternd neben mir und braucht einige
Minuten, bis er wieder normal sprechen kann.
Er erklärt mir völlig aufgelöst, dass der Hund eine
Reinkarnation, also eine Wiedergeburt, von Shiva
war.
„Aha", flüstere ich, noch tief beeindruckt, mit
gerunzelter Stirn.
„Und was wollte Shiva uns mit seinem Erscheinen
mitteilen?"
„Das verstehst du nicht."
Ich bin neugierig geworden und versuche ihm mehr
zu entlocken. Ohne Erfolg.
Sehnsüchtig betrachte ich die verlockende
Landschaft vor mir. Grünwuchs und Felsblöcke
unterschiedlichster Farbe formen sich zu einem
Fresko imposanter Art, das, stetig ansteigend, in
einem Gipfelensemble mündet, an dessen Ende, als
krönender Abschluss, noch ein paar Sonnenstrahlen
aus den Wolken durchblitzen.
Sunny steht mit verschränkten Armen vor mir, und
seine zuvor überaus freundliche Art ist nun hinter
einer undurchdringlichen Fassade verschwunden.

Doch das Schlimmere ist: Den weiteren Marsch zum Gipfel verweigert er mit Nachdruck.

Ich überlege kurz.

Ohne eine geländekundige Person komme ich hier nicht weiter.

Resigniert kapituliere ich schließlich vor Sunnys Totalverweigerung und lenke ein.

„Also gut, wir kehren um", bricht es enttäuscht aus mir heraus.

Ohne sich umzudrehen, geht Sunny schweigend vor mir her. Der Abstieg ist nach dem Nieselregen zu einer gewagten Rutschpartie geworden. Mit Mühe schaffen wir es auf eine kleine Anhöhe, wo wir eine Verschnaufpause einlegen.

Der friedliche Anblick von Teeplantagen besänftigt unsere Gemüter und Sunnys Sandwiches unsere kurz vor der Rebellion stehenden Mägen.

Es hat sich jedoch eine förmliche Höflichkeit eingeschlichen, die in dem bis dahin unbeschwerten Kontakt nun deutlich zu spüren ist.

Die Zusammenhänge und Hintergründe des hinduistischen Glaubens mit seinen unzähligen Göttern und deren komplexe Eigenschaften, Verflechtungen und Wiedergeburten sind für mich ein Buch mit sieben Siegeln.

Vor allem die schwindelerregende Anzahl von über drei Millionen Göttern ließ mich beim Versuch, einen Einblick zu bekommen, schnell kapitulieren.

Shiva ist jedoch ein sehr bedeutsamer Gott, der ein hohes Maß an Verehrung genießt und einem überall begegnet.

Den beeindruckenden Mengen an Tempeln,
den Verehrungen der Götter durch Gesänge,
Opfergaben und Räucherungen ist hier nicht zu
entkommen. Sie betören und beruhigen zugleich
meinen Geist auf unerklärliche Weise.

Diese Götter sind lebendige Wesen, deren Existenz
unanfechtbar ist.

Jeder Hindu bekommt hier nach seiner Geburt den
Namen einer Gottheit zugeordnet.

Die Verbundenheit mit dem Glauben ist für jeden
bis ins Innere seiner Seele spürbar.

Da fällt mir gerade ein:

„Sunny, wie heißt du eigentlich wirklich?"

Die Frage überrascht mein Gegenüber sichtlich.

Mit besonderer Sorgfalt sammelt er die Reste
unseres Picknicks zusammen und murmelt
Unverständliches vor sich hin.

Mit dieser Frage hatte ich wohl gerade unserer
Freundschaft unwissentlich den letzten Todesstoß
versetzt, denn Sunny, dessen hinduistischen Namen
ich nie wirklich erfahren werde, würdigt mich
keines Blickes mehr. Es scheint, als ob mich der
Nebel des Chembra Peaks komplett verhüllt und
meine Person sich in nichts aufgelöst hat.

Sunny geht zügig vor mir her, und ich muss mich
beeilen, den Anschluss nicht zu verlieren. An der
Bushaltestelle angekommen, stehen wir wie zwei
Fremde nebeneinander.

Ich bin erleichtert, als der Bus endlich am Horizont

auftaucht. Wir steigen ein.

Sunny wählt demonstrativ einen Platz hinter mir.

Mit gemischten Gefühlen nehme ich es zur Kenntnis und grüble über diese kuriose Situation nach.

Was mag Sunny dazu bewogen haben, so radikal zu reagieren? Ich grüble und grüble, aber richtig verstehen kann ich es nicht.

Die vorbeiziehende Landschaft zieht mich in ihren Bann.

Es dämmert schon, als der Bus unsere Haltestation erreicht. Unter dem gelblichen Licht der weit und breit einzigen Straßenlaterne findet eine unspektakuläre Verabschiedung statt.

Mit einem verhaltenen „Thank you" überreiche ich meinem emotional eingefrorenen Guide den erwarteten Briefumschlag mit dem Honorar, bevor sich unsere Wege für immer trennen.

Träume sind Schäume

Im Hotel ist zum Glück um diese Zeit kaum Betrieb.
Ich schleiche mich unter den surrenden Ventilatoren
durch die Lobby.
Auf der Treppe nach oben spüre ich plötzlich die
Anstrengung des Tages. Mit letzter Kraft schließe
ich die Zimmertür auf, ziehe meine Schuhe aus und
sinke erleichtert aufs Bett. „Puuuh, was für eine
Tour!"
Ich merke noch, wie meine Augenlider
schwerer werden, und falle in einen tiefen
Erschöpfungsschlaf.

Ein dichter Urwald hat mich eingeschlossen.
Ich höre einen durchdringenden Vogelschrei.
Erschrocken drehe ich mich um mich selbst.
Meine Füße sind an hohen Stelzen festgebunden
Ich wundere mich selbst, wie ich das Gleichgewicht
halten kann.

An meinen Händen befinden sich lange,
kreisende, scharfe Sicheln, die damit beginnen,
das dichte Wurzel- und Blattwerk um mich herum
wegzuschneiden.

Leichtfüßig bewege ich mich vorwärts und fräse
wie eine Maschine eine Schneise nach der anderen
durch den dichten Urwald.

Immer tiefer und tiefer dringe ich in den Dschungel
ein. Unter metallischem Klirren schlägt eine der
beiden Klingen plötzlich Funken.

Ein großer Stein wird sichtbar. Während die andere
Klinge ihn von allem Blattwerk befreit, erkenne ich
allmählich eine Götterstatue.

Der braune Koloss hat tiefe Krater, aus denen
Luftströme entweichen. Er atmet und richtet sich zu
seiner wahren, gigantischen Größe auf. Shiva!!!

Mein Herz schlägt laut und deutlich Alarm.

Ich versuche zu fliehen, aber die Stelzen haben sich
im dichten Unterholz verhakt. Die Klingen rotieren
ins Leere. Ich spüre, wie ich den Halt verliere, und
falle und falle und falle ... „Aaaaahh ..."

Mit einem dumpfen Aufprall wache ich neben dem
Bett – in schweißgetränkter Trekkingbekleidung –
auf.

Noch am ganzen Körper zitternd, schleppe ich mich
in das angrenzende Badezimmer. Meine rechte
Hüfte schmerzt ziemlich.

Beim Entkleiden wird ein roter Fleck sichtbar.

Unter der Dusche lasse ich kaltes Wasser über

meine Haut strömen, in der Hoffnung, dass der Traum nach und nach in den Tiefen der indischen Abwasserkanäle versickert.

An Schlaf ist nicht mehr zu denken.

Als die Rufe des Muezzins erklingen, liege ich immer noch auf meinem Bett und betrachte die eintönige indische Hotelzimmerdecke.

Mich beschleicht das Gefühl, dass es diese Reise in sich hat.

Mein Magen erlöst mich endlich aus der Starre.

Verärgert knurrt er leise, aber stetig vor sich hin.

Mit einem Seufzer stehe ich auf.

In der Stadt herrscht schon dichtes Gedränge.

An einem Gemüsestand lässt ein Straßenhändler routiniert Samosas in eine mit Öl gefüllte große Pfanne gleiten. Aus dem offenen Feuer darunter entweichen weiße Rauchwolken.

Der Händler wartet geduldig, bis sich die blubbernden Bläschen um die Teigtaschen beruhigt haben, und fischt sie dann mit einer Kelle geschickt heraus.

Ich schaue gespannt zu und lasse mir welche in eine Papiertüte einpacken.

Die schwüle Luft und meine schmerzende Hüfte treiben mich jedoch bald wieder zurück in das klimatisierte Hotelzimmer.

Auf dem Tisch liegt noch der Stapel Ansichtskarten, bedruckt mit bunten Motiven indischer Tempel, die ich gestern gekauft habe.

Hoch motiviert beschreibe ich auf einer

Ansichtskarte für Steffi meine ersten orientalischen
Eindrücke. Eine ganz besonders bunte Karte ist
für meinen Büroleiter Herrn Walz, sie soll ihm
neidvolle Stirnfalten in das Gesicht treiben.
Steffis ausgetüftelter Routenplan liegt vor mir. Sie
hat, ordentlich, wie sie ist, die aufeinanderfolgenden
Reisestationen mit Farben und kleinen Zeichnungen
gekennzeichnet.
Apropos Farbe, der bislang rötliche schmerzende
Fleck auf meiner Hüfte entwickelt sich gerade
zu einem Hämatom, das noch unentschlossen
zwischen den Farben Dunkelrot und Lila schwankt.
Auf dem Bett liegend inspiziere ich neugierig
das nächste markierte Ziel in der Nähe von
Kalpetta. Eine Baumhaussiedlung, von Steffi dick
unterstrichen und mit drei roten Herzen versehen.

Der Führer ist tot

Ich stehe mit gepacktem Rucksack vor dem
Hoteltresen und checke aus.
Die freundlich-distanzierte Angestellte überreicht
mir feierlich meinen Pass.
Ich verstaue das wichtige Dokument sicher in
meiner Brusttasche und nehme mir fest vor, es so
schnell nicht wieder abzugeben.
Nach kurzem Fußweg erreiche ich die Bushaltestelle
und steige in einen Überlandbus, der mich zu
meinem nächsten Ziel bringen soll.
Zum bequemen Reisen ist der Bus mit knallroten
Samtsitzen ausgestattet.
Um nicht an der falschen Stelle auszusteigen,
informiere ich den Fahrer über mein Ziel.
Nach drei Stunden entlässt er mich mitten auf einer
menschenleeren Kreuzung.
Ich orientiere mich nach Süden, wo in einiger
Entfernung Bananenstauden zu erkennen sind.
Nach ein paar Gehminuten werden die ersten
Häuser sichtbar.

Ein streunender Hund kreuzt die leere Straße.

Vor einem windschiefen Holzhaus sitzt ein älterer Mann im Plastikstuhl vor seinem Haus und beobachtet das wenige Dorfgeschehen.

Ich frage ihn freundlich nach dem Weg. Er deutet mit seinem Stock in die entgegengesetzte Richtung.

Ich nehme seine Wortlosigkeit zur Kenntnis und folge dem Hinweis, in der Hoffnung, dass ich diesmal auf dem richtigen Weg bin.

Ein schmaler, gewundener, mit Bambus gesäumter Pfad erstreckt sich vor mir.

In dessen Verlauf taucht ein unscheinbares, verwaschenes Holzschild auf mit der gerade noch zu erkennenden Aufschrift „Tree Houses".

Erleichtert mache ich eine kurze Pause, um durchzuatmen.

Nach einem weiteren 20-minütigen Fußmarsch stehe ich schweißgebadet vor einem Anwesen, davor ebenfalls ein Holzschild mit der Aufschrift „Tree Houses".

Ich betätige die Glocke über dem Hauseingang. Ein metallisches „Dong-Dong" breitet sich wellenartig aus.

Nach kurzem Warten erscheint in der Tür eine voluminöse Männergestalt in landesüblichem Dhoti.

Der Dhoti ist ein ungefähr sieben Meter langer Stoffstreifen, der mit präziser, jahrtausendealter Wickeltechnik zu einer Art Hose geschlungen wird.

„Hallo, ich würde gerne ein Baumhaus mieten."

Der Mann grüßt freundlich zurück:
„Hallo, ich bin Joseph."
Ich schaue ihn ungläubig an. Ist das sein richtiger
Name?
Die riesige Götterstatue aus meinem Traum kommt
mir zaghaft ins Gedächtnis.
Mein Gegenüber lacht und erklärt, dass er Christ
ist. Beruhigt muss ich ein bisschen schmunzeln
und denke mir, dass er mit diesem Namen seinem
Glaubensbekenntnis alle Ehre macht.
Joseph freut sich aufrichtig, einen Gast in der
ruhigen Nebensaison zu empfangen. Er fordert
mich auf, einzutreten und meinen Rucksack in den
Flur zu stellen.
Geschickt zieht er ein dickes Buch aus einem Regal
und notiert in Druckbuchstaben meine Personalien.
Gespannt beobachte ich, wie ein Buchstabe nach
dem anderen auf dem gelblichen Papier Gestalt
annimmt.
In schön geschwungener Schrift steht da tatsächlich
E.REN.A.I.R. Offensichtlich ist mein Name in
diesem Land einem ständigen Wandlungsprozess
unterworfen.
Mit einem Lächeln lädt Joseph mich zum Essen ein.
Es ist Mittagszeit, ein würziger Duft durchzieht das
Haus. Da sage ich nicht Nein.
Joseph ruft für mich Unverständliches in Richtung
Hausinneres, woraufhin eine kleine, rundliche Frau
mit zwei dampfenden Kochtöpfen erscheint.
Joseph erklärt mir:

„Das ist meine Frau Maria."

Ich stelle mir gerade das Gesicht von Steffi vor, wenn ich ihr erzähle, dass ich bei Joseph und Maria, den Namensverwandten der Eltern von Jesus gewohnt habe. Bei der Vorstellung muss ich herzlich lachen.

Die beiden schauen mich irritiert an. Ich beruhige mich und erkläre ihnen, dass ich aus einem christlich geprägten Land komme.

Wir setzen uns an den Esstisch. Bei köstlichem scharf-würzigem Essen beantworte ich die üblichen Fragen nach meiner Herkunft.

Als Maria den Tisch abräumt, laden mich die beiden zu einem Gebet an ihrem Hausaltar ein. Ich fühle mich geehrt, zu diesem besonderen Anlass eingeladen zu werden, und folge ihnen neugierig in den hinteren Teil des Hauses.

Die Stimmung meiner Gastgeber ist feierlich, als sie den etwas verschlissenen Türvorhang vor mir lüften und mir Einlass gewähren in eine andere Welt.

Maria zündet mit einem langen Streichholz Öllampen und ein Bund Räucherwerk an.

Bunte, vergoldete Bilder von Jesus, die alle Stationen seines Lebens und Leidens zeigen, hängen dicht an dicht an den Wänden und füllen den kleinen Raum.

Eine neonfarbene, dreidimensionale Bildskulptur des Abendmahles thront in der Mitte, umrandet von einer in den Nationalfarben Indiens blinkenden Lichterkette.

Darunter eine Spieldose, auf der Maria mit dem Jesuskind, Josef und ein Esel aus bunt bemaltem Pappmaschee stehen.

Ich versuche, beim Anblick der grellbunten Installation Haltung zu bewahren. Contenance, Contenance!!!

Plötzlich drückt Joseph auf einen magischen Knopf an der Spieldose. Die Figuren beginnen sich zu drehen und ein – technisch zwar einwandfreies – jedoch blechernes, melodisch abgehacktes „O du fröhliche" ertönt.

Dass dafür gerade nicht die passende Jahreszeit ist, scheint meine Gastgeber nicht zu stören.

Falls das mit der Wiedergeburt stimmt und Jesus eines Tages die Möglichkeit hätte, diese Erinnerungsstätte seines Lebens und Leidens zu besichtigen … mmmmh …

Bei diesem Gedanken arbeiten sich sanfte Lachwellen durch meinen Bauch nach oben. Um eine Explosion zu verhindern, beiße ich mir fest auf die Zunge.

Auweia, tut das weh.

Noch mal gutgegangen. Zwei Augenpaare schauen mich besorgt an, dann wenden sich Joseph und Maria wieder ihren Gebeten zu.

Sie murmeln für mich Unverständliches, aber auch Beruhigendes in ihrer Landessprache Malayalam. Diese Sprache hat sehr viele La-, Le- und Lu-Laute, was sich in meinen europäischen Ohren zu einem Lalelu umformt. Verschwommen taucht vor meinem geistigen Auge Heinz Rühmann auf, singend am Bett seines Sohnes.

Ich bin überwältigt, bei mir zu Hause gibt es natürlich auch Heiligenverehrung, aber in diesem bunten Ausmaß habe ich das noch nie gesehen.

Endlich sind die feierlichen Gebete beendet.

Hüstelnd öffne ich den Türvorhang, um ins Freie zu treten und frische Luft zu schnappen.

Ich setze mich vor das Haus, wo ich die gerade gewonnenen Eindrücke, nach und nach, mit in Wellen auftauchenden Heiterkeitsanfällen verarbeiten kann.

Die Luft ist hier nicht mehr ganz so schwül wie in der Stadt.

Zufrieden lausche ich dem Summen der umherschwirrenden Insekten und den grellen Rufen der Vögel.

Herr Walz würde bei diesem Anblick vor Neid erblassen. Er hatte mir, sozusagen zum Abschied, seine letzten Bedenken für diese Reise mitgegeben.

Ich sollte bloß aufpassen, in Indien gäbe es sogar noch das Kastensystem.

Nach einiger Zeit gesellt sich Joseph zu mir.

Genüsslich saugt er den Saft aus einem frischen Zuckerrohrstängel.

Ich nutze die Gelegenheit, um mich aus erster Hand zu informieren.

„Wie funktioniert eigentlich das indische Kastensystem?", frage ich Joseph.

Sein langes Schlürfen beim Lutschen des

Zuckerrohrs macht mich unsicher.

Bin ich mit dieser Frage wieder in ein Fettnäpfchen getreten?

Doch Joseph hat nur etwas Luft geholt, um mir dann ziemlich lange und ausführlich Details um Details zu erläutern.

Was ich verstanden habe, ist, dass die Menschen in vier Hauptkasten mit vielen Untergruppen eingeteilt sind.

In der ersten sind die Geistlichen, Priester, also die Elite.

Dann kommen die Krieger und Fürsten.

Zur dritten Kaste gehören beispielsweise Handwerker, Bauern, zur vierten Knechte und Diener.

Nach Kaste vier kommen die Unberührbaren, die Dalits, die so wenig Bedeutung haben, dass sie nicht mal mehr innerhalb der vierten Kaste sind.

Ihnen ist es nur erlaubt, Toiletten zu putzen und Müll zu sammeln.

Joseph scheint zu irgendeiner Untergruppe von Kaste Nummer drei zu gehören. Verwirrend, dass das Kastensystem offiziell abgeschafft, aber irgendwie doch noch vorhanden ist.

Immerhin haben es zwei Dalits bis in die Politik geschafft.

Ich bin froh, als mich mein Gastgeber endlich zum Aufbruch auffordert und dieses komplizierte Thema ein Ende findet.

Die Vorfreude auf eine Abenteuernacht im

Baumhaus steigt in mir sukzessive an.

Ich hole meinen Rucksack aus dem Flur.

Joseph geht voraus.

Wir schlendern um sein Häuschen und begeben uns am Garten vorbei in Richtung Wäldchen.

Hinter dem Garten ist der Müll wild aufgetürmt. Organische Abfälle bunt gemischt mit leeren Plastikflaschen und anderem Müll. Ich bleibe stehen. „Joseph!", empöre ich mich, „...das geht nicht!"

Das unschuldige Gesicht meines Gastgebers zeigt mir, dass er keine Ahnung hat, was ich meine.

„Das ist nicht gut für die Natur, diesen Müll hier so unsortiert liegen zu lassen", insistiere ich.

Joseph scheint immer noch keine Ahnung zu haben. Um die Lage zu entschärfen, mache ich ihm ein Angebot.

„Ich helfe morgen beim Mülltrennen mit."

Ungläubiges Staunen bei Joseph.

„Ich komme aus Deutschland und wir sind Weltmeister im Mülltrennen", versuche ich ihm zu erklären.

Jetzt platzt es aber aus Joseph heraus.

„Ihr habt doch diesen tollen Anführer, den Hitler, der macht doch keine Anleitung zum Mülltrennen. Ihr seid doch keine Dalits."

Also keine Unberührbaren.

Da prallen gerade zwei Welten aufeinander.

Ich reiße mich zusammen und sage in ruhigem Ton:

„Joseph, Hitler ist schon lange tot."

Diese Nachricht schlägt wie ein Blitz bei meinem Gegenüber ein.

Wer hätte gedacht, dass ich eines Tages die Nachricht vom Tod des Führers überbringen muss, ohne dass ich diesen je erlebt hätte.

Auf Josephs bisher glatter Stirn entstehen Wellen, die ich so nur vom überfütterten Mops meines Nachbarn Heinz in Deutschland kenne.

„Und außerdem, der war überhaupt nicht toll und von Mülltrennung hatte der keine Ahnung!"

Die beträchtlichen Löcher im Geschichtswissen von Joseph lassen sich nicht so leicht füllen.

Allerdings muss ich ihm zugutehalten, dass er in einem entlegenen Winkel des Nilgirigebirges lebt, wo Nachrichten aus dem fernen Deutschland nicht an erster Stelle stehen.

Wahrscheinlich würden auch wir in Deutschland andersherum ebenso wenig von den Vorgängen in Indien wissen.

Ungläubiges Staunen und Entsetzen jedoch über meine Aussage, dass wir Deutschen Weltmeister im Mülltrennen geworden sind.

Also alle unterste Kaste. Alles Dalits. Was sage ich, Kaste, die Dalits sind ja noch nicht mal mit einer Kaste ausgestattet. An diesem Punkt endet für heute die Völkerverständigung.

Was hat eine Edeltoilette im Urwald zu suchen?

Etwas wortkarg setzen wir unsere Tour fort.
Der Wald wird dichter und die Bäume höher.
Joseph schlägt für mich mit seiner Machete hier und
da den Weg frei.
Wir folgen einem kleinen Pfad. Die Bäume
sind an dieser Stelle gigantisch hoch mit einem
Stammdurchmesser von fast drei Metern.
Nach dreißig Minuten erreichen wir eine kleine
Lichtung, in deren Mitte sich ein Fluss in einer
eleganten Biegung aus dem Dickicht windet.
Genau in dieser Kurve, auf der anderen Seite des
Flusses, steht mein Wunschtraum: eine Reihe
herrlicher Baumriesen aus längst vergangenen
Zeiten – würdevoll und archaisch.
In etwa fünfzehn Metern luftiger Höhe befindet sich

eine Konstruktion mit drei Baumhäusern.

Staunend stehe ich davor.

Das ist genau der Adrenalinschub, den ich in meinem Leben von Zeit zu Zeit brauche.

Denn die Arbeit im Büro bei Herrn Walz ist nicht unbedingt mein Lebensinhalt.

Obwohl ich in einem sehr netten Team arbeite, das aus zwei Kollegen und drei Kolleginnen besteht.

Wir sitzen alle in einem Raum und verstehen uns meistens sehr gut.

Ein kleines Highlight ist der Kollege Manfred, denn er ist immer für einen Spaß zu haben. Ich erinnere mich noch genau, wie er einen aufgezogenen Wecker mit dem Weckruf eines krähenden Hahnes (ein lautstarkes „Kikeriki") in der hintersten Ecke eines Wandschrankes versteckte.

Er hatte ihn auf elf Uhr dreißig eingestellt – genau zur Besprechungszeit mit Herrn Walz, unserem Büroleiter.

Dieser suchte hektisch, aber auch vergebens, nach der unbekannten Quelle des „Kikeriki" und verließ türknallend und unter allgemeinem Gelächter unser Büro.

Das war sehr lustig.

Ansonsten ist meine Arbeit ziemlich langweilig.

Ich muss Chiffren zuordnen, für Tausende von Materialteilen, in die dazu passenden Rechnungen übertragen und an den richtigen Adressaten verschicken.

Da darf natürlich kein Fehler passieren, sonst wird's

teuer, und Herr Walz ist schnell auf hundertachtzig.
Wenn die netten Kolleginnen und Kollegen nicht
wären, hätte ich den Job schon längst aufgegeben.
Die Ausbildung zur kaufmännischen Angestellten
war nicht mein Wunschberuf. Ich wollte laufen,
vielleicht auch weglaufen. Aber ich war nicht
schnell genug für einen Wettkampf. Kämpfen finde
ich generell nicht gut.

Um endlich mein eigenes Leben führen zu können,
habe ich mich von meiner Mutter zu dieser
Ausbildung überreden lassen, deren Prüfung ich
mit Ach und Krach bestand.

Beim Anblick dieses Baumhauses macht sich der
Wunsch, mein Leben zu verändern, gerade ziemlich
bemerkbar.

Hölzerne Stufen, nur mit Seilen verbunden, führen
in einer Art Wendeltreppe um den Stamm herum.
Mein gemietetes Haus hat ein Strohdach mit
integriertem Wassertank. Ich sehe ein Abflussrohr,
das nach unten führt und an einem unsichtbaren
Ort endet.

Joseph hält seine Flipflops in der Hand und zeigt
auf Steine, die aus dem Wasser ragen.

„Wir müssen den Fluss überqueren."

Ich ziehe Schuhe und Socken aus und kremple
meine Hose so weit wie möglich nach oben.

Das Wasser kommt frisch aus den Bergen und
sprudelt lustig vor sich hin. Ich teste die Temperatur
mit meinen Zehen.

„Ganz schön kühl!", sage ich zu Joseph der wissend

vor sich hin schmunzelt.

Wir überqueren den Fluss und gelangen unbeschadet auf die andere Seite. Mit nassen Füßen stehen wir im feuchten Gras vor der Treppe.

Mein Gastgeber zieht mit den Worten „Schlaf gut, wir sehen uns morgen zum Frühstück bei uns!" einen Schlüssel aus den Tiefen seines Dhotis.

Ich verabschiede mich, und er macht sich auf den Rückweg.

Mein Herzschlag nimmt vor Freude und Aufregung Fahrt auf. Vorsichtig hangle ich mich Stufe um Stufe nach oben. Die wackelige Treppenkonstruktion hat es in sich und treibt mir den Schweiß auf die Stirn. Um mich herum ein tiefgrüner Wald, aus dem ungewohnte Tierschreie zu hören sind.

Bei den Bergtouren, die ich mit Steffi unternommen habe, gab es auch Herausforderungen zu bewältigen, aber wir waren immer zu zweit und Steffi wusste, wo es langgeht. Hier bin ich zum ersten Mal ganz auf mich allein gestellt.

Endlich stehe ich vor der Eingangstür. Voller Neugierde stecke ich den Schlüssel in ein leicht verrostetes Schloss. Ein Traum wird wahr!

Es ist ein besonderes Gefühl, in so einem hochgelegenen Haus zu sein. Vorsichtig betrete ich den Fußboden aus zusammengenagelten Brettern. Erst nach einigen Gehversuchen bin ich mir sicher, in fünfzehn Metern Höhe tatsächlich Boden unter den Füßen zu haben.

Vor mir erschließen sich zwei Räume.

Ein größerer, mit einem einfach zusammengebauten Bettkasten und frisch bezogener Matratze, und ein kleinerer mit einer einfachen Stehdusche. Ganz hinten, ich traue meinen Augen kaum, eine Toilette der Marke Villeroy & Boch.

Ich frage mich, was für eine Reise diese Toilette hinter sich hat, um hier oben, meist unbeachtet, ihr edles Dasein zu fristen.

Amüsiert schleiche ich in das Hauptzimmer zurück, setze mich auf die einzige Sitzmöglichkeit, einen in die Jahre gekommenen grauen Plastikhocker, und schaue aus dem einzigen Fenster.

In der Dämmerung färbt sich der Himmel leicht rötlich.

Ich bin bewegt von dieser Aussicht, von dieser Luft, dem friedlichen Surren der Insekten und komme ins Grübeln. Diese Idylle hier hat etwas Beruhigendes und Beängstigendes zugleich.

Eine überwältigende Natur, in der wie aus dem Nichts Fragen nach dem Sinn und Zweck des Lebens aufsteigen und sich in Form von dünn gewobenen Hirngespinsten meiner bisherigen Identität bemächtigen.

Was ist mein Ziel, meine Bestimmung, wo soll es hinführen?

Bisher hat alles ganz gut geklappt. Das Geld reicht zum Leben und um ab und an zu reisen und irgendwann ist Schluss. Aber ist das schon alles?

Ich habe mein Leben gut organisiert. Morgens zur Arbeit, die zugegebenermaßen todlangweilig ist, meine beste Freundin Steffi, mit der ich schöne Bergtouren mache, die Reiseabenteuer – und dennoch überraschen mich gerade die Fragen nach dem wirklichen Sinn in meinem Leben.

Ich muss mir eingestehen, dass es zumeist ein Schwimmen in meinen Gewohnheiten mit kleinen Auszeiten wie diesen ist.

Die Melancholie bricht mit voller Wucht über mich herein. Ich habe keine Antworten parat.

Ganz allein in der Wildnis, umgeben von einem riesigen, sagenhaften, uralten Wald, der in sich vielfältige Lebewesen birgt, fühle ich mich ziellos, unbedeutend und verloren.

Es ist keiner da, der die grandiosen Eindrücke mit mir teilt, und keiner, der mich beruhigt, mir versichert, dass alles schon seinen Sinn hat und ich das Glück schon noch finden werde.

Ich fürchte, eine schnelle Lösung wird es nicht geben.

Ich habe keinen Plan für mein Leben. Vielleicht gibt es den auch gar nicht, oder er wartet noch irgendwo.

Ein schmerzhaftes Gefühl macht sich in meinem Magen breit.

Was, wenn es gar keinen Sinn gibt im Leben und nur die Illusion einer Hoffnung existiert?

Die vermeintliche Bestimmung im Leben ein menschengemachtes Märchen ist, das uns hilft, weiterzumachen, zu leben, nicht aufzugeben?

Weil vielleicht am Ende doch noch etwas Sinnvolles

sich wie Phönix aus der Asche erheben könnte?
Mein einziger Trost ist, dass sich an dieser Frage
schon namhafte Philosophen die Zähne ausgebissen
haben.

Frustriert durchsuche ich meinen Rucksack nach
dem Sandwich, das mir Maria mitgegeben hat.
Die süß-scharfe Gemüsemischung, eingerollt in
einen landesüblichen Brotteig, ist eine wohltuende
Beruhigung für meinen Magen und für meine Seele.
Beim ersten Moskitostich verkrieche ich mich ins
Bett und befestige sorgfältig das Mückennetz.

Die letzten Lichtstrahlen verschwinden innerhalb
von wenigen Minuten. Ausgestreckt auf dem Bett
liegend, lausche ich in die Nacht hinein.
Irgendwie komme ich nicht zur Ruhe. Alte
Erinnerungen überschwemmen mich. Die
Gedankenschleifen in meinem Kopf wollen nicht
enden.

Im Stockdunkeln wälze ich mich auf der klammen
Matratze von rechts nach links. Das Knarren des
Bettkastens beim Umdrehen verschmilzt mit
dem hohen Surren einiger Moskitos und lauten,
ungewohnten Tiergeräuschen aus dem Wald
zu einer schier unüberwindbaren störenden
Geräuschkulisse.

Irgendwann falle ich dann doch noch in den Schlaf.

Die wirklichen Herrscher des Waldes

Entfernt höre ich ein Rufen, das immer wiederkehrt.
Meine Augenlider lassen sich nur schwer öffnen.
Aber nicht nur sie, mein ganzer Körper ist steif.
Neugierig geworden, stehe ich mühsam auf und
schaue aus dem Fenster.
Unten steht Joseph lachend im feuchten Gras:
„Guten Morgen! Frühstück ist bereit."
Noch halb verschlafen mache ich ihm ein Zeichen,
dass ich gleich nach unten komme.
Joseph begleitet mich auf dem Weg zurück in sein
Haus, wo Maria schon den Frühstückstisch mit
Reispfannkuchen und Tee gedeckt hat.
Es ist acht Uhr morgens. Wir plaudern über dies
und jenes, dabei erzählt mir Joseph ganz stolz,
dass seine „Tree Houses" schon viele Besucher aus
unterschiedlichen Ländern gesehen haben. Sichtlich
aufgeregt läuft er zu seiner Kommode, zieht aus der
untersten Schublade ein Buch mit ausgefransten,

55

verbogenen Ecken und schwenkt es triumphierend hin und her, bevor er es direkt vor mir ablegt.

Noch ein bisschen müde, aber auch neugierig blättere ich die von Feuchtigkeit aufgedunsenen, vergilbten Seiten durch.

Reisende aus erstaunlich vielen unterschiedlichen Nationen haben hier in mal kürzeren, mal längeren Kommentaren ihre Eindrücke des Aufenthaltes bei Joseph beschrieben.

Manchen Kommentaren sind auch kleine lustige Zeichnungen, wie Figuren, Blumen, Insekten und sogar eine braun-schwarze Schnecke, beigefügt.

Mit dem Finger auf sie deutend wende ich mich amüsiert Joseph zu.

Der schaut allerdings verlegen zur Seite.

Etwas irritiert folge ich Marias Zeigefinger, der hin und her wedelnd auf das untere Ende meiner hochgekrempelten Hose deutet.

Da hängen tatsächlich friedlich saugend mehrere solcher Schnecken an meinen beiden Waden.

Ihre Körper schmiegen sich dicht an dicht auf meiner Haut, als wäre dies ihr lang ersehntes Zuhause.

Mit einem kleinen Aufschrei stehe ich neben dem Stuhl. „Uaaah."

Meine Gastgeber reden in ihrer Landessprache auf mich ein. Nach der ersten Aufregung erklärt mir Maria, dass die Dinger eigentlich sehr gut für die Gesundheit sind.

Sie zeigt mir, wie ich sie abziehen und die

blutenden Einstiche mit einer landesüblichen Creme sachgerecht behandeln kann.

Das Blut fließt allerdings ohne Unterlass aus den Einstichstellen. Das muss doch irgendwann mal aufhören, denke ich mir.

Meine beiden Gastgeber reden weiter auf mich ein, bis ich verstanden habe, dass die niedlichen kleinen Nacktschnecken Blutegel sind und dass sich deren natürliche Aufzuchtstation in dem frischen Gras vor meinem Baumhaus befindet.

Zunächst fast unsichtbar klein, heften sie sich penetrant an jeden zu erhaschenden Körperteil, mit dem Ziel, das begehrte Blut anzuzapfen. Ihre winzigen Körper blähen sich dabei in Windeseile zu fast fünfzehn Zentimeter Länge auf.

Es ist das erste Mal, dass ich mit diesen Saugern Bekanntschaft mache.

Freunde fürs Leben werden wir bestimmt nicht.

Und widerstandslos verlassen sie ihr neu gewonnenes Territorium auch nicht.

Dunkel erinnere ich mich gelesen zu haben, dass diese Tiere in Europa sogar gezüchtet und als Heilmittel verwendet werden.

Wenn ich dem Blutegel das G wegnehme und durch ein K ersetze, ergibt dies Ekel, und das trifft im Moment ziemlich genau mein Verhältnis zu diesen Tierchen.

Bewaffnet mit der ziemlich übel riechenden Paste von Maria, mache ich mich auf den Rückweg.

Die Paste, auf der Haut eingerieben, soll

verhindern, dass mich die Schnecken als ihr neues Schlaraffenland betrachten.

Zurück im Baumhaus, will ich mein Notizbuch mit Eindrücken und Gedanken füllen. In der Hoffnung, an diesem seltsamen Ort eine gute Idee zu bekommen, wie ich mein Leben ändern kann. Ein Ausstieg aus dem Gewohnten. Etwas Sinnvolles, Erfüllendes soll es sein.

Also liste ich, auf dem grauen Plastikhocker am Fenster meines neuen Zuhauses sitzend, in den folgenden Tagen mehrere Ideen in verschiedenen Tabellen auf.

Noch vertieft in meine Ausführungen, habe ich am dritten Tag allerdings die Erkenntnis, dass mein idyllisches Ein-Zimmer-Wohnhaus schon besetzt ist. Denn nicht nur Blutegel lauern unter dem „Tree House" – im Haus selbst haben sich Waldameisen am Stamm entlang einen Weg geschaffen und zunächst unbemerkt die Herrschaft über meinen Rucksack übernommen. Aber dabei haben sie es nicht belassen.

Meine ganz unten verstauten Energieriegel sind trotz Verpackung vollkommen geplündert worden. Hoch motiviert durch den anfänglichen Erfolg, ging ihr Feldzug weiter.

Heimlich, still und leise haben sie eine lebende Straße quer durch das Wohnzimmer bis ins Badezimmer gebildet und marschieren nun in Kolonnen unaufhaltsam, ohne sichtbares Ende durch den Wohnraum, von dem ich dachte, dass er zumindest für die Mietzeit mein eigener wäre. Anscheinend haben Ameisen ein sehr gutes Näschen. Aber jeder, der in ihr Territorium eindringt, hat seinen Zoll zu bezahlen.

Widerstandslos beuge ich mich dieser Übermacht und bitte Joseph um ein Busticket für das nächste Ziel aus Steffis Reiseplan.

Joseph zeigt Verständnis. Er würde auch nicht im Baumhaus wohnen wollen, erklärt er mir lachend und drückt mir sein Gästebuch in die Hand.

„Schreib mal was Schönes da rein!"

Ich überlege nicht lange und lobe in den höchsten Tönen die wirklich sehr gute Gastfreundschaft der Vermieter und das abenteuerliche Wohngefühl in fünfzehn Metern Höhe. Manche Tiere des Waldes lasse ich jedoch lieber unerwähnt.

Pläne können fliegen

Das nächste Ziel auf Steffis Reiseplan ist, mit zwei
Ausrufezeichen versehen, eine Küstenstadt mit
wunderschönem Sandstrand im Süden von Kerala.
Den Rucksack geschultert, das Ticket für die
Busfahrt in der Hand, verabschiede ich mich von
Joseph und Maria.
Mein nächstes Ziel vor Augen, mache ich mich mit
Vorfreude auf den Weg zur Busstation.
Bis zur Abfahrt sind noch dreißig Minuten Zeit. Ich
warte in einem Unterstand an der Haltestelle.
Darauf zu vertrauen, dass die hiesigen Busse
zuverlässig sind, ist eine gewagte Annahme.
Als Erstes müssen sie kommen. Die Frage ist nur,
wann?
Und da verhält es sich mit den Bussen wie mit dem
Wetter: Es ist nicht genau vorherzusehen, wann die
Sonne scheint, es regnet oder windet.
Ganz allmählich kommt der ein oder andere
Reisende zur Haltestelle dazu. Ein etwa zehn Jahre
altes Mädchen mit dicken Zöpfen klammert sich

ängstlich an ihre Mutter. Sie trägt eine verschlissene gelbe Hose und einen farblich abgestimmten braunen Kaftan mit orangefarbenen Stickereien, dazu braune Sandalen, die weit über ihre Zehen hinausragen.

Wahrscheinlich ein Vermächtnis von einem ihrer Geschwister.

Es sind schon fast zwei Stunden vergangen und von einem Bus ist weit und breit nichts zu sehen.

Die wartende Menge ist auf ungefähr fünfundzwanzig Personen angewachsen.

Meine Sorge wächst ebenso, denn ein Bus mit fünfzig Plätzen, der sicher auch schon Fahrgäste dabeihat, wird unweigerlich überfüllt sein. In meinen Überlegungen stoße ich an Grenzen. Mathematik war zwar noch nie meine Stärke, aber dass es hier eng werden könnte, ahne ich schon.

Personal, das den Einstieg koordiniert, ist in diesem Land nicht vorgesehen.

Im Bus ist der Übergang von Steh- und Sitzplätzen fließend. Wer davon keinen ergattert, hat das Dach, die Anhängerkupplung oder die Stoßstange des Busses zur freien Verfügung.

Das Schöne in diesem Land ist, dass man auf die natürliche Lösung von Problemen setzt und deswegen auch kein Personal zum Koordinieren braucht.

Das wird sich schon zurechtruckeln. Das setzt allerdings auch voraus, dass alle Beteiligten derselben Meinung sind und eine stoische

Gelassenheit mitbringen. Was in Indien der Fall ist.
Ich muss zugeben, angesichts der Lage fällt
es mir gerade ziemlich schwer, diese Haltung
einzunehmen.

Die Menge um mich schweigt vor sich hin. Bei
länger andauernden Wartezeiten sind hier alle in
wortloser meditativer Versenkung.

Mir fällt ein Mann auf, der mit einem Dhoti und
einem grünlichen Hemd bekleidet, etwas abseits
steht.

Seine Kopfbedeckung ist ein Turban, der dieselbe
Farbe wie sein Hemd hat. Ein Turban ist, genauso
wie der Dhoti, ein langer Stoffstreifen, der
allerdings um den Kopf gewickelt wird.

Das ist sehr praktisch, denn es lässt sich alles
Wichtige hineinwickeln, ohne dass jemand sieht,
was Mann so alles dabei hat.

Und - dieser Umstand ermöglicht es dem
Dhotiträger, noch einen Korb unter dem Arm
mitzuführen.

Plötzlich geht ein Raunen durch die Menge.

Die Menschen um mich erfasst eine spürbare
Gespanntheit.

Es kommt Bewegung auf.

Erwartungsvoll schaue ich die Straße hinunter, sehe
aber keinen Bus.

Den siebten Sinn für Fernbusse habe ICH definitiv
nicht.

Dann endlich sehe und höre ich ihn auch.

Zunächst ist eine riesige Staubwolke zu erkennen

und darin der Bus, der sich wie ein bockiges Pferd auf uns zubewegt. Die Menschen neben mir haben nach so viel meditativem Zustand eine erstaunliche Spannung aufgebaut.

Jeder in Hoffnung auf einen Sitzplatz. Mich natürlich eingeschlossen.

Das Buspferd kommt mit einem metallischen Wiehern bedenklich nahe an den Menschen zum Stehen. Aus meinem linken Augenwinkel sehe ich den Busfahrer mit seinem Mechaniker in ein intensives Gespräch verstrickt.

Wahrscheinlich wird gerade überlegt, ob dem „Pferd" noch eine Wasserration zusteht.

Die Menschen schieben sich durch den vorderen und hinteren Einstieg in den Bus hinein.

Ich bin mitten im Geschehen und lasse mich treiben. Was anderes wäre auch gar nicht möglich.

Als erkennbare Ausländerin habe ich einen gewissen Touristen-Bonus und darf mich auf einen der vierreihigen Plätze direkt ans Fenster setzen. Was für ein Glück.

Fenster ist hier nur im übertragenen Sinne gemeint, denn es ist keine Glasscheibe vorhanden. Stattdessen queren das vermeintliche Fenster zwei Metallstangen.

Neben mir findet die Mutter mit ihrer zehnjährigen Tochter auf dem Schoß einen Mittelplatz und ganz außen der Mann im Dhoti mit grünem Hemd, auf den Knien seinen Korb, den er mit beiden Armen fest umschlungen hält.

Schließlich sind alle Reisenden mehr oder weniger gut „verstaut".

Manche sitzen, andere stehen dicht gedrängt aneinander. Das Dach bietet seinen Fahrgästen zumindest Frischluft, im Inneren des Busses hingegen steht die Luft.

So hat jeder Platz seine Vor-und Nachteile. Optimal an diesem Bus ist nur die Auslastung.

Mit ruckartigen Bewegungen startet er seine Weiterfahrt.

Eigentlich ist es eher ein Ritt.

Der Fahrer und sein Mechaniker sind in höchster Konzentration zugange.

Da das Kupplungspedal anscheinend defekt ist, werden die Gänge per Kraftakt eingelegt.

Was wiederum das Gefährt in bedenkliche Schwankungen bringt.

Die Menschen um mich passen sich automatisch den Bewegungen an. Ein Balancetraining ganz besonderer Art.

Bei einem meiner seltenen Jahrmarktbesuche hatte ich mal das Vergnügen, ein vermeintlich lustiges Rodeo mit einem Holzpferd zu sehen. Der Protagonist sollte sich so lange wie möglich auf dem Kunstpferd halten.

Die Mechanik ließ ihm keine allzu große Chance. Zum Vergnügen der johlenden Zuschauer fand er sich innerhalb weniger Sekunden mit den Gliedmaßen verschränkt und dem Gesicht nach unten in der Pufferzone wieder.

Nicht ohne Grund erinnert mich dieser Bus an das Rodeo.

Abgeworfen werden kann ich aus dieser galoppierenden Sardinenbüchse allerdings nicht.

Dafür ist es nicht ganz unerheblich, dass diese Fahrt noch jung ist und eine lange Reise vor uns liegt.

Im Gegensatz zur Wartestation kommt man im Bus eher ins Gespräch.

Und so erfahre ich, dass das Mädchen neben mir Shanti heißt. Die kleine Shanti klammert sich Schutz suchend an ihre Mutter.

Diese hat mir gerade mitgeteilt, dass sie ihre Tochter für die Ferienzeit zu ihrer Oma bringt.

Shanti scheint davon nicht begeistert zu sein.

Ich suche in meinen Taschen nach einer Lakritzstange, die ich für Notfälle immer dabei habe, und werde fündig. Ich halte sie Shanti vor die Nase und diese prüft das Objekt.

Ihre Mutter nickt zustimmend. Shanti greift freudestrahlend zu. Die Lakritzstange hat eine Liebhaberin gefunden und ist mit erstaunlich schneller Geschwindigkeit aufgegessen.

Shantis Mutter fragt mich nach meinem Reiseziel.

Die Namen der Städte sind nach der Unabhängigkeit von England Schritt für Schritt zurückversetzt worden in die ursprünglich indischen Namen der Städte und Regionen.

Diese Tatsache stellt eine ziemliche Herausforderung dar. Ein Stadtname kann locker fünfzehn bis zwanzig Buchstaben haben und bildet sich hauptsächlich aus sich abwechselnden Vokalen und ein paar wenigen Konsonanten, die so geschickt eingestreut sind, dass nur mit dem indischen Rhythmusgefühl ein vernünftiger Sound daraus entsteht.

Kleines Beispiel: die Stadt Thiruvananthapuram. Das Reiseziel, das ich auf meinem Busticket stehen habe. Schon die Vorstellung, ich gehe zum Schalter und frage nach einem Ticket nach „Titaramtatam" – ich würde kläglich scheitern.

Die Straßen sind in dieser Gegend nicht asphaltiert. Mit ihrer lehmigen, rot-braunen Erde bilden sie jedoch eine klar abgegrenzte Fahrbahn.

Unsere Straße hat nicht viele Kurven und zieht sich an Palmen und Reisfeldern entlang, in denen Frauen in ihren bunten Saris arbeiten. Sie ist so breit ausgebaut, dass genau zwei Busse aneinander vorbeifahren können. Da zeigt sich die indische Präzision.

Genauso viel wie nötig. Nicht mehr und nicht weniger.

Undenkbar für jedes deutsche Straßenbauamt.

Der einzige Nachteil sind die unkalkulierbaren Löcher und Rinnen in der Fahrbahn, die sich im Laufe der Zeit gebildet haben.

Dadurch schwankt das Fahrzeug nicht nur nach rechts und links beim Ausweichen, sondern auch nach oben und unten beim Durchfahren der Löcher. Die Reisenden quittieren allzu heftiges Schwanken mit einem spontanen Stöhnen.

Es mag daran gelegen haben, dass der Mechaniker dem Fahrer einen zu heißen Tee angeboten hat, auf jeden Fall lässt sich im Nachhinein feststellen, dass dieser die Tiefe des Loches unterschätzt hat, in das er hineingefahren ist.

Der Bus macht einen riesigen Satz und kommt abrupt zum Stehen. Die Fahrgäste reißt es aus den Sitzen, die Stehenden torkeln durcheinander, und was auf dem Dach passiert, will ich mir gar nicht vorstellen.

Der Korb des Dhotiträgers neben mir wird in die Luft katapultiert.

Simsalabim – der Deckel öffnet sich, eine Flöte landet auf Shantis Kopf und – ich traue meinen Augen kaum – eine Kobra fliegt an mir vorbei. Zwischen den Querstangen hindurch aus dem „Fenster", schwupp in die Freiheit.

Entsetzen macht sich breit. Der Dhotiträger zwängt sich aufgeregt durch die erstarrten Insassen, mich eingeschlossen, zum Ausgang.

Durch die geöffnete Bustür rennt er nach draußen und macht sich auf die Suche nach seiner Schlange. Was für ein Schock! Ich sitze hier keinen Meter entfernt von einem Schlangenbeschwörer, der jetzt seine Kobra verzweifelt sucht, denn sie ist sein ganzes Kapital.

Inzwischen haben sich meine Finger fest im Sitzpolster verkrallt.

Im Bus selbst ist Chaos angesagt.

Die zu großen Sandalen von Shanti haben sich in

Luft aufgelöst.

Wie durch ein Wunder sind keine Menschen, sondern nur einige Gepäckstücke vom Dach gefallen. Das Durcheinander ist perfekt. Der Mechaniker versucht, gute Stimmung zu machen. Abwechselnd in verschiedenen Landessprachen ruft er:

„Wir machen hier einen kleinen Stopp."

Er huscht durch den Bus und nickt den Reisenden freundlich zu, als gäbe es für sie etwas zu gewinnen.

Langsam komme ich wieder zur Besinnung.

Shanti neben mir hat eine Beule am Kopf und eine Flöte in der Hand. Ihre Mutter tröstet sie.

Draußen werden Gepäckstücke eingesammelt und wieder aufs Dach gehievt.

Dann wird der Bus mit vereinten Kräften aus dem Schlagloch geschoben.

Der Motor heult kurz auf. Es kann weitergehen. Alle beeilen sich einzusteigen und drängen sich freudig durch das Innere, als hätten wir gerade den großen Preis der Rallye Paris–Dakar gewonnen.

Doch kaum hat der Bus zur Weiterfahrt angesetzt, ertönen lautstarke Protestrufe. Der Bus hält erneut.

Nach ein paar Minuten zwängt sich ein völlig erschöpfter Schlangenbeschwörer durch die Tür. In der rechten Hand hält er sein Ein und Alles geschickt hinter dem Kopf.

Mir stockt kurz der Atem.

Die Schlange macht einen sichtlich mitgenommenen Eindruck. Sie keucht wie eine Lokomotive bei weit geöffnetem Schlund. Ihr linkes Auge ist ramponiert, ihre Farbe oder Kennzeichnung ist unter dem Straßenstaub nur zu erahnen.

Das Tier sieht aus wie ein gerupftes Huhn. Der Vergleich hinkt jedoch, denn die Schlange könnte normalerweise ein gerupftes Huhn verspeisen, allerdings wäre sie im Moment dazu nicht mehr in der Lage.

Die Mitreisenden bilden eine großzügige Gasse, sodass der Schlangenbeschwörer ungehindert zu seinem Platz findet. Mir freundlich zunickend, packt er geschickt die Schlange und die Flöte wieder in seinen Korb und sitzt nun ganz zufrieden auf seinem Platz.

Obwohl der Bus überfüllt ist, habe ich das Gefühl, dass die Mitreisenden auf Abstand zu unserer Sitzreihe gehen.

Wer mit diesen gefährlichen Tieren umgehen kann, dem traut man alles Mögliche zu.

Shanti fängt an zu weinen und verkriecht sich unter dem Sari ihrer Mutter. In ihrer Not bittet mich die Mutter um einen Platztausch.

Mit einem mulmigen Gefühl im Bauch stimme ich zu. Und sitze nun direkt neben dem Schlangenbeschwörer.

Ich denke mir, solange der Deckel des Korbes geschlossen bleibt, ist nichts zu befürchten.

Meine Angst ist da allerdings anderer Meinung und bringt alle möglichen, mir bisher unbekannten Hirnareale in Wallung.

Der Bus nimmt seine Fahrt wieder auf und tuckert, wie mir scheint, etwas langsamer weiter.

Auch sind die Mitreisenden seltsam still geworden. Der Mechaniker bewegt sich nun ständig durch den Bus, um angeblich die Fahrkarten zu prüfen.

In dieser Stimmung können Minuten schon mal zu Stunden werden.

Der Schlangenbeschwörer will nach Guruvayur, das stellt der Mechaniker gerade bei seinen andauernden Kontrollen fest.

Guruvayur ist eine gut besuchte Pilgerstadt auf der Hälfte unserer Reisestrecke.

Das ist ein guter Ort, um als Straßenunterhalter mit seiner Kobra Einkommen zu generieren.

Der Bus torkelt jetzt nur noch die Straße entlang. Die Fahrt wird immer zäher und mühsamer.

Das Buspferd, zu Anfang mit Dynamik und Wildheit losgestürmt, hat sich in ein lahmendes Pony verwandelt, das sich mühsam keuchend vorwärts bewegt.

Die Hitze im Bus wird unerträglich.

Meine Kleidung klebt mittlerweile an dem Polster des Sitzes, der mit grauem Plastik überzogen ist, jedoch durch Verschleiß einige Lücken aufweist, aus denen verklumpte bräunlich-gelbe Schaumstoffperlen hervorquellen.

Es ist Nachmittag. Ich habe keine Ahnung wie viel Uhr es genau ist. Dies zu wissen, wäre auch überflüssig, denn diese Busfahrt hat ihr eigenes Tempo.

Endlich sind in einiger Entfernung Häuser zu erkennen.

Die Straßen sind jetzt geteert, ohne Mittelstreifen, und alles, was Füße, Hufe, oder Räder hat, benutzt sie. Ein quirliges Chaos, in dem jeder seinen Weg sucht und findet.

Das Wort Gegenverkehr hat hier eine ganz direkte Bedeutung. Denn jeder ist jedem ein entgegenkommendes Fahrzeug.

Die Fußgänger sind dazu eine nicht zu unterschätzende Beigabe.

Der Höhepunkt jedoch sind die Kühe, die sozusagen als heilige Querläufer dazwischen agieren. Eine in sich einzigartige Struktur.

Wir steuern die Busstation an. Der Busfahrer beordert seinen Mechaniker nach vorne, und es wird getuschelt.

Bevor die Bustür sich öffnet, verkündet er in seiner Landessprache für mich Unverständliches.

Shantis Mutter schaut mich ernst an und übersetzt: „Der Bus hat einen schweren Motorschaden. Die Fahrt endet hier. Alle müssen aussteigen. Wir sind in Guruvayur. Die Weiterfahrt ist auf einen unbekannten Zeitpunkt verschoben."

Etwas benommen aufgrund dieser Neuigkeit, lasse ich mich von den Mitfahrenden langsam nach draußen schieben.

Als wäre die Nachricht über den Motorschaden nur ein blöder Scherz, stehe ich noch ungläubig neben dem Bus.

Verzweifelt krame ich im Rucksack nach Steffis ausgefeiltem Reiseplan. Mit zittrigen Händen blättere ich die Seiten durch, das Schlimmste befürchtend.

Nach x-maligem Blättern komme ich zur Erkenntnis – es gibt keinen weiteren Plan. Der Bus ist auf der Strecke liegengeblieben, wie auch meine bisherige Planungssicherheit.

Der Schock sitzt tief. So langsam dämmert mir, dass ich mich jetzt schleunigst um eine Unterkunft oder einen Schlafplatz oder, oder, oder kümmern muss.

Genau an dieser Stelle frage ich mich, ob mein lang herbeigesehnter Urlaub jetzt tatsächlich zu Ende ist. Ein Pauschalreisender würde jetzt seinen Veranstalter anrufen und um Alternativen bitten. Das ist in meinem Fall unmöglich und Steffi ist weit, weit weg.

Diese Reise scheint anderes mit mir vorzuhaben. Ich beschließe, ab jetzt auf Planung zu verzichten.

Der Entschluss ist nicht freiwillig, denn ich erkenne selbst, dass ich hier mit Planung überhaupt nicht weiterkomme, sondern mich notgedrungen in mein Schicksal ergeben muss.

Das einzige Datum, das hoffentlich steht, ist meine Rückreise nach Deutschland. Zurück zur Arbeit, zu Herrn Walz, zu Steffi und den Kollegen.

Dieses Land lädt mich zu dem Abenteuer ein, mich von den Zufällen leiten zu lassen. Und mir bleibt keine andere Wahl, als es anzunehmen.

Schlimmer, als fliegenden Kobras zu begegnen,

kann es ja nicht kommen.

Oder doch?

Für die Busreisenden scheint die Nachricht „Hier ist Endstation" keine Überraschung zu sein.

Weit entfernt von Empörung oder Protest. Es ist gottgewollt, dass hier das Ende der Fahrt ist.

Sozusagen Karma.

Nachdem ich Steffis Reiseplan in meinem Rucksack ganz nach unten verstaut habe, schaue ich mich um. Shanti und ihre Mama winken mir noch freundlich zu und verschwinden genau wie alle anderen in unbekannte Richtungen.

Isaac Newton hautnah

Einem Menschenstrom folgend, lande ich nach kurzer Zeit auf einer Art Hauptstraße, die jedoch frei von Autos, Motorrädern oder anderen Fahrzeugen ist.

In Weiß gekleidete Mönche, tiefgläubige Pilger und auch einige Touristen sind hier unterwegs. Es herrscht eine andächtige, gedämpfte Stimmung, durchbrochen von spontanem Glockengeläut.

Der Geruch von Räucherwerk schwebt wie eine unsichtbare Wolke über allem.

Die Straße endet vor einem Tempel – der Hauptattraktion dieser Stadt.

Ich beschließe, als Erstes dem Heiligtum einen Besuch abzustatten. Der Eingang des Tempels ist allerdings strengstens bewacht und, wie ich gerade erfahre, nur Hindugläubigen zugänglich.

Der Hüter des Tempels weist mich schroff in nicht gerade charmantem Englisch darauf hin,

dass in der Verwaltung in der Parallelstraße
mit unaussprechlichem Namen eventuell eine
Sondergenehmigung erworben werden kann.
Aufgrund der offensichtlichen Widerstände
verzichte ich darauf, dieses Büro zu finden.
Auf der Straße, die zum Tempel führt, erhoffen sich
Bettler die besten Einnahmequellen. Darunter auch
einige Kinder, die schon sehr gekonnt um milde
Gaben bitten.
Mir fällt ein beleibter, akzentfrei englisch
sprechender Endfünfziger in Begleitung einer Dame
ähnlicher Körperfülle auf.
Ein selbstbewusster Cowboy. Nur sein Pferd hat er
zu Hause gelassen. Seine umgehängte Fotokamera
thront auf der höchsten Erhebung seines Bauches.
Seine Leibesfülle wird verhüllt durch ein blaues
Oversize-T-Shirt Marke Pferd mit Reiter, während
um seine Beine eine knielange, karierte Hose
schwingt.
Die Dame an seiner Seite unterscheidet sich von ihm
einzig durch ihr figurbetontes luftiges Sommerkleid
Marke Tigermuster und den knallrot geschminkten
Mund, der wohl ihr schlaffes Gesicht auffrischen
soll.
Eine kleine dunkelhäutige Bettlerin zupft
kräftig am blauen T-Shirt des Mannes. Durch
ihre ausgestreckte Hand signalisiert sie ihm
selbstbewusst, er möge doch einen Obolus leisten.
Mit einem milden Lächeln betrachtet der Cowboy
die Bettlerin und bringt sich in Stellung. Dann

greift er in seine rechte hintere Hosentasche. Dieser Handgriff kann vieles bedeuten. Messer, Pistole oder andere Verteidigungswerkzeuge???

Aber nein!

Ein prall gefülltes Portemonnaie kommt zum Vorschein.

Der nichtsahnende Cowboy hat gerade einen großen Fehler begangen. Zum Schrecken der kleinen Bettlerin, denn sie weiß, was das nun bedeutet.

Innerhalb weniger Sekunden strömen wie aus dem Nichts unzählige Straßenkinder heran und umkreisen ihn.

Seine Begleiterin wird geschickt abgedrängt. Ihre verzweifelten Rufe „John, John, komm hier rüber!" verhallen im Staub. Ihr tigergemustertes Kleid, in Wallung geraten durch ihr wildes Gestikulieren, weht bedrohlich. Ihr Kreischen ist durchdringender als das der Fans auf einem Pop-Konzert.

„John, Johooon, ich bin hier, ich bin hier!"

Aber der Geldbeutel hat sich nun in ein magnetisches Feld verwandelt, in dessen Zentrum John gefangen ist, umkreist von einer fordernden Kinderschar.

„Darling, ich komme", tönt es verzweifelt aus dem Inneren des Kreises.

Die kleine dunkelhäutige Bettlerin versucht mit allen Mitteln, sich ihren Anteil zu sichern, denn sie war ja die Erste. Ich sehe, wie sie mit Mühe und Not einen Schein ergattert und sich unter den Füßen der anderen mit Geschick in Sicherheit bringt.

Cowboy Johns Verzweiflung ist offensichtlich. Seine Begleiterin versucht nun mit Gewalt, irgendwie in das Zentrum des Kreises zu gelangen. Ihre Arme weit nach vorne gestreckt, schreit sie:

„John! Joooohon! Hier rüber!"

Im Zentrum zu stehen bekommt hier gerade eine ganz neue Bedeutung.

Johns Fluchtversuch nach vorn misslingt, denn die träge Masse, vom Magnetfeld angezogen, verhindert dies.

Diesen Mechanismus entdeckte Isaac Newton schon vor dreihundertfünfzig Jahren.

Immerhin gibt es ein bisschen Bewegung nach rechts und links.

Dem Cowboy bleibt keine andere Wahl, als sein Portemonnaie zu leeren.

Und als der letzte Schein verteilt ist, zerfällt in Sekundenschnelle das Magnetfeld und hinterlässt Spuren.

Zurück bleiben zwei ziemlich benommene Wesen, die nach einem kurzen Ausflug in die vierte Dimension sich wieder neu orientieren müssen.

Es sind nur noch ein Hauch von blauem T-Shirt und ein wehendes Kleid mit Tigermuster zu erkennen.

Ich stelle fest: Warum ins Weltall reisen, wenn die Physik vor der Haustür weitaus erkenntnisreicher ist?

Der Strom der Pilger und Mönche fließt hier von solchen Ereignissen unbeeindruckt vorbei.

Es gibt Wichtigeres im Leben als ahnungslose Touristen.

Mein Blick bleibt, keine zehn Meter von mir entfernt, an einem weiteren Beobachter der Szene hängen.

Offensichtlich kein Einheimischer. Das verraten sein Trekking-Outfit und sein Rucksack. Unsere Blicke treffen sich, und ein verschwörerisches Grinsen ob der gerade erlebten Szene bringt uns ins Gespräch. Wir tauschen ein paar Reiseerfahrungen aus.

Lenny ist aus Norwegen und sammelt Inspirationen für sein Haus, das er für sich und seine Familie bauen möchte. Er hat ein Bett in einem Gästehaus in der Stadt, und wahrscheinlich gibt es dort auch für mich einen Schlafplatz.

Erleichtert und mit dankbarer Freude nehme ich dies zur Kenntnis. Die erste Hürde ist genommen. Die Nacht scheint gerettet. Wir machen uns auf den Weg.

Die heilige Angelika

Um zum besagten Gästehaus zu gelangen, schwenken wir in eine kleine Seitenstraße.
Ein enges Gässchen. Die Stromkabel kreuzen sich in luftiger Höhe und bilden spiralförmige Stromlinien ganz nach Marke Eigenbau.
Ein kleines Rinnsal aus Abwasser gluckert vor sich hin. Eine furchtlose Ratte sucht nach Futter.
Lenny biegt in eine Hausöffnung ein, und ich folge ihm. Ein verwaschenes Schild mit der Aufschrift „Gu s h us" – es fehlen offenkundig einige Buchstaben – kündigt das Gästehaus an.
Wir queren einen Hinterhof. Die Sonne meint es heute besonders gut und bringt die Luft zum Flimmern.
In großen Tontöpfen sind hier Kräuter und drei Bananenstauden gepflanzt, die um ihr Überleben kämpfen. Anscheinend hatte heute keiner Zeit zum Gießen. Aus der ersten Etage dringen lebhafte

Kinderstimmen.

Wir steigen die schmale Treppe in den dritten Stock hoch und landen vor einer Holztür.

Seitlich ist eine Glocke angebracht, die Lenny kräftig anschlägt.

Das ist hundert Meter weit hörbar, denke ich noch, während mein Trommelfell die nachhaltige Vibration in alle Körperteile überträgt.

Der Sinn erschließt sich mir, als ich aus dem ersten Stock eine laute Stimme „Guests" rufen höre.

In der Nachbarschaft links folgt das Echo „Guests" und dann etwas entfernt einige Häuser weiter ein nächstes Echo:

„Guests".

Die „stille Post" hat funktioniert, denn nach zwanzig Minuten schlurft der Inhaber in den dritten Stock. Sichtlich unmotiviert öffnet er die Tür, nickt Lenny zu und mustert mich.

Aus seinen Haaren ist die rötliche Hennafärbung zur Hälfte herausgewachsen, das vielfach gewaschene Karohemd weist Farblücken auf, der Dhoti ist lässig gewickelt.

Seine Füße stecken in mintgrünen, ausgelatschten Gummisandalen mit rosa Streifen, jeweils verziert mit aufgesetzten zerschlissenen, ehemals knallroten Plastik-Hibiskusblüten.

„Wie lange willst du bleiben?", fragt er mich, ohne guten Tag oder hallo zu sagen.

Um ihn etwas aufzuheitern, flunkere ich und sage: „Sechs Monate. Geht das?"

Seine Augen vergrößern sich, seine schmalen
Lippen wandern Richtung Ohren, legen ein von
Betelnuss rötlich verfärbtes Gebiss frei, und unter
freudigem Grinsen heißt er mich willkommen.
„Welcome! Welcome! Wie heißt du?"
„Ich bin Marie Erlenmaier aus Deutschland."
Schlagartig richtet sich seine Wirbelsäule auf.
Die zuvor schlaffe Erscheinung ist plötzlich wie
elektrisiert. Er mustert mich genauer.
Irgendetwas muss das Wort „Deutschland" in ihm
ausgelöst haben.
Mit verschwörerischer Miene haucht er mir die
Worte „Belli, Belli" zu.
Dabei wiegt er seinen Kopf hin und her, um sie zu
unterstreichen.
Meine gerunzelte Stirn signalisiert ihm, dass ich
damit nichts anfangen kann.
In meinem Gehirn suche ich krampfhaft nach
irgendwelchen Affinitäten. Belli ... meinen Bauch
kann er damit nicht gemeint haben, und schwanger
sehen weder ich noch Lenny aus.
Doch seine Bemühungen werden immer intensiver.
Gebetsmühlenartig wiederholt er sein „Belli,
Belli" in der Hoffnung, dass irgendeine Gottheit
ihn erhört und mir die genaue Bedeutung und/
oder Übersetzung per außerirdischer Schallwelle
übermittelt.
Und eines wird auch klar: Ohne die Auflösung
kann keine weitere Aktivität erfolgen. Ratlos schaue
ich zu Lenny, der mir mit herunterhängenden

Mundwinkeln ebenso Ahnungslosigkeit signalisiert. Ich denke laut nach:

„Also, Belli, was könnte das in Deutschland sein?"

„Ja", sagt der Vermieter, „Deutschland, Belli!"

Tja, ich muss passen.

Auch die Mehrzahl, Bellis, führt nicht zur Auflösung. Nach einigem Zögern lässt uns der Vermieter eintreten.

Ein langer Flur liegt vor uns, an dessen Ende eine Tür mit der Aufschrift „Office" zu erkennen ist. Entlang des Flures befinden sich rechts und links Zimmer mit aufgemalten Nummern auf den Türen. Lenny öffnet die Tür zu Nummer eins und erklärt mir die Gegebenheiten.

„Das sind hier alles Mehrbettzimmer, du kannst bei mir im Zimmer schlafen und dir ein Bett aussuchen. Ich schlaf heute mal in dem da links. Da es keinen Schrank gibt, musst du dein Gepäck beim morgendlichen Verlassen immer mitnehmen."

Ich bin happy, bedanke mich bei ihm und signalisiere dem Vermieter, dass ich hierbleibe. Der grinst freudig vor sich hin und bittet mich in sein „Office" am Ende des Flures, während Lenny es sich auf dem Bett bequem macht.

Erst nach dem zweiten Anlauf öffnet sich die verzogene Sperrholztür des Büros.

Der Raum ist mit dem Nötigsten ausgestattet.

Ein metallener Schreibtisch lässt eine ehemalige grüne Färbung durchschimmern. Auf ihm liegen mehrere Papierstapel und ein aufgeschlagenes

Buch.

Die akkurat handschriftlich eingetragenen Daten und Zahlen lassen auf Dokumentationen schließen.

Eine Vase mit knallbunten Plastikblumen ziert den äußersten Tischrand. Dahinter zwei identische Bürostühle aus Eisenrohren mit durchlöcherten Sitzblechen.

An der Wand, passend zum Arrangement, ein zweitüriger Metallschrank.

Der Vermieter zieht aus der untersten Schublade des Schreibtisches einen Schlüssel hervor.

Bevor er jedoch zu weiteren Aktionen schreitet, durchleuchten mich seine Augen nochmals kritisch, und für einen Moment ist es ziemlich still.

Mit dem Schlüssel in der Hand verharrt er für einige Sekunden zögernd.

„Kommst du wirklich aus Deutschland?"

Um ihm zu beweisen, dass das stimmt, zücke ich meinen Pass, den ich seit dem Ausflug ins Gebirge nun stets bei mir habe.

Erleichtert geht der Vermieter zum Schrank, tritt einmal kräftig mit dem Fuß dagegen und

– „Goaal" –

der rechte Türflügel springt mit einem Knall auf. Ich zucke unter dem blechernen Geräusch kurz zusammen und betrachte dann mit Erstaunen das bunte Innenleben des Schrankes, das sich nun in seiner Gesamtheit vor mir ausbreitet.

Im obersten Fach sind mehrere Bücher gestapelt, die dem Buch auf dem Schreibtisch ziemlich ähneln.

Die Staubbesiedelung lässt auf ein beachtliches Alter schließen.

Im unteren Fach lagern in durchsichtigen Plastiktüten wild zusammengefaltete graue Bettlaken und Kissen.

Das mittlere Fach ist etwas schmaler, hat dafür aber einen farbenfroheren Inhalt.

Ein kleiner Hausaltar.

Über die ganze Breite des Schrankes stehen dicht an dicht bunte Bilder von Gottheiten, symbolträchtige, geweihte Figuren, Räucherwerk und bunte Glühlämpchen.

Der Vermieter greift vorsichtig nach einem Bild in der Mitte des Altars und betrachtet es eingehend, bevor er es an mich weiterreicht.

Ich bin überrascht, denn das vermeintliche Heiligenbild ist kein Heiligenbild – zumindest für mein Verständnis –, sondern ein Foto in Postkartengröße.

Zu erkennen ist das Porträt einer Dame mittleren Alters mit braunen, von blonden Strähnchen durchzogenen Haaren und einem Pony über der Stirn.

Ihr kesses Lächeln ziert ein Piercing in der Unterlippe.

Quer über das Foto ist mit schwarzem Filzstift der Name Angelika geschrieben.

Auf der Rückseite lese ich:

„Für Shiva – in lieber Erinnerung."

Mit Shiva muss wohl mein Vermieter gemeint sein,

der aus der hintersten Ecke des Altars gerade ein kleines Kästchen hervorholt.

Mir stockt kurz der Atem. Die Götterfigur aus meinem Traum im Hotel in Kozhikode erhebt sich gerade nebulös vor meinem geistigen Auge zu seiner mächtigen Gestalt und stößt giftigen Rauch aus. Mein Herz rast. Ich atme tief ein, halte die Luft an und starre verunsichert auf den Vermieter.

Wie ein Gong hallt die Nachricht durch mein Gehirn. Der Mensch vor mir heißt wirklich Shiva. Dabei streift mein Blick zufällig über seine grün-rosa-farbenen Sandalen mit Blüte. Erleichtert atme ich aus, denn diese ausgelatschten Schlappen passen in keiner Weise zu dem bedrohlichen Ungetüm aus meinem Traum.

Ich höre mich innerlich sagen:

„Marie, jetzt bleib mal schön auf dem Teppich. Es gibt keine Monster und Dämonen."

Dabei fasse ich mir kurz an die immer noch schmerzhafte Stelle meines Oberschenkels, wo das Hämatom mittlerweile blau geworden ist.

Shiva setzt sich, mein kleines Atemproblem ignorierend, auf den Blechstuhl und öffnet mit seinem Schlüssel andächtig das heilige Kästchen. Gespannt schiele ich über den Deckel.

Sorgfältig breitet er den Inhalt vor sich aus. Zum Vorschein kommen zunächst einige Schwarz-Weiß-Fotos von Shiva und seiner Herzensdame. Eng umschlungen und meistens am Strand.

Danach folgt eine verstaubte Musikkassette mit

einem gerade noch haftenden Aufkleber, auf dem der Name Enigma zu entziffern ist.

Dann ein lilafarbenes Parfümfläschchen der Marke „Poison" und schließlich ein Schlüsselanhänger mit einem aufrecht stehenden blauen Plastikbären.

Der Vermieter hat feuchte Augen. Es ist unschwer zu erkennen, dass ihn diese profanen Gegenstände aus der Bahn werfen.

Über alle Wahrnehmungskanäle hat diese Dame einen bleibenden Eindruck hinterlassen.

Ein französisches Parfüm und die Trance-Musik Enigma sind nun in ihm für immer zu einem unstillbaren Verlangen verschmolzen.

Das Kästchen ist kein Heiligenschrein, sondern die Büchse der Pandora.

Shiva lässt seinem Herzschmerz freien Lauf. Er sitzt mit herunterhängenden Schultern auf seinem Blechstuhl und um zu verhindern, dass er noch tiefer abrutscht, räuspere ich mich laut.

„Hmm, ist das Angelika Belli?", frage ich vorsichtig. Der Vermieter nickt wortlos. Mir wird klar, dass die Lösung des Enigma-Poison-Plastikbären-Rätsels einige Zeit in Anspruch nehmen wird.

Ich setze mich auf den zweiten Bürostuhl und wir betrachten gemeinsam die Puzzleteile.

Ob dieser Angelika wohl klar ist, dass sie es mit ihrem Konterfei in einen indischen Hausaltar geschafft hat?

Da hier Personennamen einen Götterbezug haben, ist diese Zuordnung in sich logisch. Für den

Vermieter ist mit „Angelika" ein Mythos aus dem fernen Deutschland verbunden.

Drama hin oder her, ich hatte mir für diese Nacht zwar einen Schlafplatz gewünscht, mit Platz aber eher ein Bett als einen Bürostuhl gemeint.

Ich rutsche unruhig auf dem Blechsitz hin und her. Als hätte der Vermieter meine Gedanken erahnt, greift er noch mal in sein Schmuckkästchen und fischt einen kleinen, abgegriffenen Zettel heraus. Mit den Worten „Deutschland, Belli" überreicht er mir den gefalteten Zettel. Ihn behutsam aufklappend, lese ich laut vor:

„Angelika Fechtner-Wallenstein, Berlin, Deutschland."

Darunter eine Telefonnummer. Langsam dämmert es mir.

„Shiva! Das ist nicht Angelika Belli", stelle ich, selbst überrascht, fest.

Der Vermieter sitzt sprachlos neben mir und runzelt seine Stirn.

„Doch, doch", beharrt er, „das ist Angelika Belli."

Ich versuche zu vermitteln:

„Dein ‚Belli' ist nicht der Nachname von Angelika, sondern eine Stadt, und zwar die Hauptstadt Deutschlands. So wie Neu-Delhi die Hauptstadt Indiens ist."

Seine bisherige Vorstellung ist in den Grundmauern erschüttert.

„Und wie heißt ihr Clan?"

„In Deutschland gibt es Familiennamen, ja, aber

keine eigenen Clan-Namen wie hier. Fast jeder hat einen eigenen Namen."

Uhhh ... da kommt bei meinem Gegenüber große Verwirrung auf. Keine Kasten, keine Clans in Deutschland?

„Nein, und Angelika heißt Angelika Fechtner-Wallenstein."

Ein deutscher Zungenbrecher für die indische Sprache. Und wenn wir schon beim Entzaubern sind, kann ich ihm jetzt auch noch den Rest der vor uns ausgebreiteten Gegenstände erklären.

Ich deute auf den Bären-Schlüsselanhänger:

„Das ist das Wappen der Stadt Berlin!"

„Ja", sagt Shiva respektvoll und führt meine Erklärung fort.

„Wir haben drei indische Löwen und bei euch gibt's den deutschen Bären."

„Jjjein", aber egal, ich lass das mal so stehen.

Denn erstens, wie Berlin zu seinem Bären kam, liegt lange zurück. Als slawisches Wort für „Sumpfstadt" beginnend, reiste es, im Laufe der Zeit sich verändernd, über die Donau und die Havel und stieg dort – wie Phönix aus der Asche – als neue Wortbedeutung „Bär" im Berliner Rathaus wieder auf.

Zweitens ist das Wappentier Deutschlands bekanntlich ein Adler.

Und drittens, zu einem deutschen Bären fällt mir spontan nur der Problembär Bruno ein. Der ja bekanntlich erschossen wurde.

Ich komme selbst gerade ein bisschen ins Grübeln,
wo spielen in Europa noch Wappen und Leitfiguren
eine Rolle? Sind die alle verschwunden? Aussortiert
wie die Nietzsches und Kants, abgestellt in den
hintersten Ecken der Bücherregale, mit der einzig
verbleibenden Aufgabe, gegen den Staub der Zeit zu
kämpfen?

Aber zum Grübeln ist jetzt keine Zeit.

Shiva hält mir die Parfümflasche von Dior vor
die Nase und schaut mich erwartungsvoll an. Ich
nehme sie in die Hand und öffne den Deckel.

Ein dezent ranziger Duft kündet von einer
langen Lagerzeit im Büroschrank, bei tropischen
Temperaturen.

Seine betörende Wirkung mag einige Jahre
zurückliegen, jedoch kann man bei meinem
Gegenüber einen durchschlagenden und ziemlich
nachhaltigen Effekt nicht verleugnen.

Ich versuche, meine rudimentären Kenntnisse über
„Hypnotic Poison" zusammenzufassen.

„Das Parfüm kommt aus Frankreich, und der
Erfinder heißt Christian Dior. Der Name soll
‚hypnotisches Gift' bedeuten."

Shiva sitzt mit gespitzten Ohren, um keine Details
zu verpassen. Ein bewunderndes Nicken zeigt mir,
dass er das Gesagte gut findet.

Monsieur Dior hätte in Shiva den lebenden Beweis
seiner hypnotischen Parfümwirkung.

Ein Marketingvolltreffer, der sogar noch
funktioniert, wenn die originale Duftnote ranzig

riecht.

Ich kann mir unter diesen Umständen eine Bemerkung nicht verkneifen:

„Shiva, du wärst das beste Aushängeschild für Monsieur Dior."

Doch meine Bemerkung bereue ich sofort.

Mit leuchtenden Augen entgegnet er wie aus der Pistole geschossen:

„Ich will ihn unbedingt treffen!"

Ich wiegle ab:

„Das war nur eine dumme Idee, Shiva! Das geht nicht."

Doch meine Antwort verdampft wie Regen in der Sahara. Augenblicklich wird mir klar, dass mein Gegenüber starrköpfig genug ist, an seinen Ideen trotz gewichtiger Gegenargumente festzuhalten. Komme, was da wolle.

Ich merke, wie mich das Gespräch ermüdet.

„Ich möchte jetzt gerne zu meinem Schlafplatz!", verkünde ich deshalb und bemühe mich, die Worte wie einen Befehl klingen zu lassen, der keinen Widerspruch duldet.

Denn eines ist mir klar geworden: Mit Shiva ist nicht zu spaßen. Er mustert mich.

„Okay", sagt er, „du willst sechs Monate bleiben, das macht bei tausend Rupien pro Nacht, mmmh, Sonderpreis hundertsiebzigtausend Rupien für den ganzen Aufenthalt. Alles im Voraus natürlich."

Ich schlucke, ein orientalischer Geschäftsmann, der dazu noch ziemlich schnell rechnen kann! Vorsicht!

Ich halte dagegen:

„Ich habe nicht so viel Bargeld dabei. Ich zahl dir für drei Tage im Voraus und dafür sechstausend Rupien."

Das Ganze geht noch eine Weile hin und her.

Da ich müde bin und endlich ins Bett fallen möchte, habe ich natürlich nicht die besten Karten.

Das weiß mein Gegenüber ganz genau. Erschöpft lege ich ihm das Bargeld auf den Tisch.

Ich habe mich mit einigen Rupien ein bisschen über den Tisch ziehen lassen. Aber mein Bedürfnis nach Schlaf war stärker. Was soll's? Gelassenheit ist eine tägliche Übung.

Balsam für die Seele

Es ist beinahe Mitternacht. Ich gehe zu Lenny rüber, in das Fünf-Bett-Zimmer.

Bett hört sich zunächst sehr kuschelig an. In diesem Fall wäre Pritsche genauer. Zum Glück sind die drei anderen Schlafplätze in der jetzigen Nebensaison nicht besetzt.

Beim Eintreten öffnet Lenny ein Auge und fragt neugierig:

„Na, was habt ihr besprochen?"

Ich winke ab und steuere meine Pritsche an.

Ich bin geschafft. Die Antwort auf Lennys Frage muss bis morgen warten. Eine harte Matratze soll ja gut für den Rücken sein, augenblicklich versetzt sie mich in den überfälligen Ruhemodus.

So schnell die Sonne in den Tropen untergeht und von einer Sekunde auf die andere verschwunden ist, so schnell und mit wuchtiger Intensität ist sie am anderen Morgen wieder da.

Nach der kurzen Nacht brauche ich allerdings einen Moment, um richtig wach zu werden.

Lenny kommt gerade mit seiner Zahnbürste in der Hand vom Waschplatz. Er sieht frisch gebürstet und erholt aus. Bereit zu neuen Taten.

„Ich kenne ein nettes Café in der Nähe!"
Erwartungsvolle Augen blicken mich an.

„Dann lass uns mal dahin gehen!", murmle ich in noch halb verschlafenem Zustand.

Lenny nickt mir zu und verstaut fachgerecht seine Utensilien im Rucksack, während ich die gemeinsame Waschstätte auf dem Flur aufsuche. Diese ist nicht zu verfehlen, denn auf der Tür steht „Water".

Ich öffne die Tur und erkenne in dem dunklen, zwei Quadratmeter kleinen Raum ohne Fenster ein Handwaschbecken.

Erst nach fünfminütigem Suchen wird mir klar, dass es keinen Lichtschalter und somit auch kein Licht gibt. Eine Katzenwäsche bei weit geöffneter Tür muss für heute reichen.

Auf den vergilbten Wänden haben sich in verschiedenen Farben Durchreisende aus allen Nationen verewigt. Mit Sprüchen wie „You never walk alone", „Water-Gate" oder „Du bist im orientalischen Panamakanal!"

Ja, ich bin nicht die Einzige, die diesen Ort alles andere als exotisch empfindet.

Zurück im Zimmer, packe ich meinen Rucksack. Mit all unseren Habseligkeiten auf dem Rücken steigen Lenny und ich die Stufen hinunter. Vorbei an Kindergeschrei und Geschäftigkeit.

Lenny führt mich zu seinem angesagten Coffeehouse in einer Seitenstraße.

Es ist ein beliebtes Ziel für Touristen, und die Sitarklänge aus dem Lautsprecher übertönen sogar den Straßenlärm.

Hier gibt's neben den kräftigen Reispfannkuchen mit Gemüse auch Europäisches. Das Birchermüsli ist hier ein Bestseller.

Am Eingang hängt eine große Pinnwand mit vielen kleinen Zettelchen, wo sich Durchreisende austauschen oder Nachrichten hinterlassen können. So langsam finde ich Gefallen an meinem Reiseabenteuer.

Nachdem zwei in die Jahre gekommene Emailletassen mit duftendem Kaffee vor uns stehen, sagt mein Gegenüber, gespannt wie ein Flitzebogen: „Nun erzähl mal. Was habt ihr denn so lange noch besprochen?"

„Ich habe ein ungutes Gefühl", gestehe ich.

Etwas, das ich nicht greifen kann, eine dunkle Ahnung, zieht wie ein Morgennebel durch meine Gedanken und verhindert Klarheit.

„Shiva ist ziemlich durchgeknallt", sprudelt es aus mir heraus, „er glaubt an das Unmögliche. Ganz ehrlich, Lenny, ich glaube, ich sollte diese Gegend so schnell wie möglich verlassen, bevor sich Shiva zu intensiv auf mich fixiert – um sich schließlich mit meiner Hilfe nach Deutschland zu katapultieren!"

Vor lauter Lachen bei dieser Vorstellung verschluckt sich Lenny an seinem Kaffee und braucht einen Moment, bis er sich wieder erholt hat.

„Du glaubst doch nicht, dass Shiva mit seinen ausgelatschten Sandalen bis nach Deutschland kommt."

Auch ich erkenne eine gewisse Komik in meinen Befürchtungen und surrealen Ängsten.

Nach und nach entwickelt sich unser Gespräch zu einer lustigen Plauderstunde.

Lenny ist ein sehr angenehmer Gesprächspartner. Aus seinen grünen Augen blitzt ein gewisser Schelm. Er hat einen wachen Geist und kann gut zuhören.

Diese Kombination bewirkt, dass ich mich entspannt und gelöst in ein langes Gespräch verwickeln lasse. An dessen Ende ich zu der Erkenntnis komme, dass ich keine Lust auf weitere nächtliche Fragestunden mit Shiva habe und mir ab sofort eine andere Unterkunft suchen werde.

Lenny will noch in die Stadt gehen und sich einige architektonische Meisterwerke ansehen.

„Falls wir uns nicht wiedersehen, hier meine Kontaktdaten."

Er reicht mir ein Blatt aus seinem Notizbuch, auf dem sorgfältig eine Mailadresse und eine Festnetznummer in Norwegen vermerkt sind, legt ein paar Rupien für seinen Kaffee auf den Tisch und verabschiedet sich.

Es ist Mittagszeit und das Coffeehouse füllt sich mit Gästen. Ich beschließe, ein bisschen durch die Stadt zu schlendern.

Beim Weg nach draußen werfe ich einen neugierigen Blick auf die Pinnwand und lese mich amüsiert durch die unterschiedlichen Fragen, Hinweise und Angebote.

Ein Schotte sucht dringend eine Beilademöglichkeit für fünfzig Kilo Gepäck nach Jakarta, mit einer bombastischen Vergütung. Hmmm.

Rose aus Frankreich vermisst ihren indischen Freund Krishnadas aus der Karali Nagar road in Trivandrum. Es ist ihr äußerst wichtig, ihn wiederzusehen ... Aha!!!

Ein Übersetzungsbüro sucht einen Russen, der auch gut Englisch spricht und an einem sehr gewinnbringenden Verkaufsbusiness interessiert ist ... Na ja ... nichts für mich, meine Russischkenntnisse tendieren gegen null.

Ein Zettel mit einem aufgemalten grünen Krokodil zieht mein Interesse auf sich. Der Anschlag ist eine Woche alt und in deutscher Sprache verfasst.

„Hallo, ihr Lieben, ich arbeite als Assistenz in einem Nationalpark. Ich muss für eine Woche verreisen und suche eine deutsche Vertretung. Wir erwarten Gäste aus Deutschland. Du solltest gute Sprachkenntnisse mitbringen."

Eine Telefonnummer und die Anrufzeiten sind vermerkt.

Ich schreibe mir die Nummer auf.

Nach der Kassenplünderung letzte Nacht ist eine Aufstockung meines Reisebudgets eine gute Idee. Und ich habe gelesen, dass Nationalparks in Indien grundsätzlich sehenswert und außergewöhnlich sind.

Gegenüber dem Café befindet sich eine Telefonzelle. Zelle ist allerdings übertrieben. Ich sehe ein an der Hauswand hängendes Telefon mit Überdachung. Öffentliche Telefone gibt es hier eigentlich selten, aber das Glück scheint gerade auf meiner Seite zu sein.

Die Straße ist viel befahren, nach mehreren Minuten habe ich die Überquerung endlich geschafft.

Ich inspiziere das Telefon.

Ein seitlicher Schlitz an dem Apparat mit nicht zu übersehenden Gebrauchsspuren lädt zum Münzeinwurf ein.

Ich fische ein paar Rupienstücke aus meiner Hüfttasche, nehme den Hörer ab, werfe eine Münze ein und warte auf ein Freizeichen.

Es ertönt eine Stimme aus dem Hörer. Sie klingt nach einem Bewohner aus dem Weltall.

Ich bemühe mich, mein Ohr auf die neue Frequenz einzustellen, und rufe vorsichtshalber mehrere „Hallos" in den Apparat.

Mit einem kleinen, jedoch unüberhörbaren Knack wird die Verbindung abgebrochen.

Für den zweiten Versuch bereite ich mich besser vor. Den Hörer ans linke Ohr geklemmt, mein rechtes Ohr fest mit der Hand verschlossen, um die Außengeräusche so gut es geht zu eliminieren, werfe ich mit Bedacht eine neue Rupienmünze ein. Die erste hat das Gerät ja schon als Vorspeise verschlungen.

Aber Aufgeben ist jetzt keine Option.

Die Stimme aus dem Orbit meldet sich wieder. Ich konzentriere mich. Das Genuschel zu Anfang ist unverständlich, jedoch der letzte Satz eindeutig. „Rufen Sie bitte den Service an."

„Na prima!", rufe ich aufgebracht, endlich Gewissheit. Der Apparat ist defekt.

Mit dem Hörer in der linken Hand starre ich wie paralysiert auf das Gehäuse. Das Telefon schweigt beharrlich.

Unbemerkt hat sich eine kleine Gruppe von Mädchen zu mir gesellt. Sie verkünden fröhlich: „Das Telefon ist defekt."

Die Mädchen haben Schuluniformen an. Mit ihren grünen Röcken, weißen Blusen und glatten Zöpfen stehen sie schnatternd um mich herum.

Ach ja, denke ich, darüber bin ich gerade eben schon informiert worden.

Ein frustrierter Blick meinerseits ändert die Fröhlichkeit der Mädchen nicht.

Eines von ihnen sagt mir, ich könne im Geschäft ihrer Familie schräg gegenüber telefonieren.

Es ist nicht das „Oh, ich habe Glück gehabt", das mich in diesem Moment zutiefst berührt. Dieses lapidare „Glück gehabt". Nein!

Es ist die Magie des unvorhersehbaren Augenblicks. Die Überraschung, wenn der Weihnachtsmann mit den Geschenken schon im April vor der Tür steht. Ein buntes Flirren in der Luft.

Balsam für die Seele aus heiterem – in diesem Falle tropisch heißem – Himmel!!! Wunderbalsam.

Mit einem dankbaren Lächeln nehme ich das Himmelsgeschenk an und werde von den Mädchen in das Geschäft gegenüber begleitet.

Vor Ort wird mir ein Telefon in die Hand gedrückt, und ich wähle die Nummer einer gewissen Janine.

Ein kurzes knappes „Ja?" signalisiert mir, dass am anderen Ende der Verbindung tatsächlich eine Gesprächspartnerin ist.

„Ich hab hier im Coffeehouse deine Anzeige gelesen. Ist der Job noch frei?"

Die Schulmädchen um mich lauschen neugierig dem Gespräch.

„Ja, nimm ein Taxi bis Guruvayur Municipal Bus Station, Ausgang Nord. Ich hol dich in zwei Stunden mit dem Wildlife-Jeep dort ab. Bis gleich."

„Okay", kann ich gerade noch antworten, dann ist das Telefongespräch zu Ende.

Glücklich gebe ich das Telefon zurück an die Besitzerin und bedanke mich herzlichst.

Die Schulmädchen ziehen fröhlich schnatternd weiter, und ich winke ihnen noch einen Augenblick hinterher.

Aus der Knappheit des Gespräches schließe ich eine gewisse Geschäftigkeit meiner Gesprächspartnerin Janine.

Um pünktlich am Treffpunkt zu sein, muss ich in einen schnelleren Modus schalten. Zügig suche ich den Taxistand auf.

Der Fahrer hat wohl in der Mittagspause nicht mehr mit einem Gast gerechnet und es sich auf der Rückbank seines Taxis mit einer Zigarette gemütlich gemacht.

Die Verhandlung des Preises für die Fahrt ist ein zähes Ringen und für mein europäisch strukturiertes Gehirn, das feste Preisangaben gewöhnt ist, eine ständige Herausforderung.

Das Verrückte an diesen Verhandlungen ist, dass jede auch nur im Ansatz erkennbare Eile genau registriert wird und eine ganz schlechte Ausgangslage bedeutet. Theoretisch habe ich alles verstanden, was das Praktische anbelangt, fehlt mir die Erfahrung.

Ich ahne, dass jeder halbwegs gute Pokerspieler gerade mehr Chancen hätte.

Wenig überraschend stelle ich nach zehnminütigem Verhandeln fest: Es hat schon wieder nicht geklappt und ich zahle viertausend Rupien für die nächsten paar Kilometer.

Der Taxifahrer ist anscheinend nicht bestens gelaunt, obwohl er gerade das Geschäft des Tages durch die Landschaft fährt. Die Freude über den ausgehandelten Deal zeigt er mir nicht, sonst könnte ich ja denken, er hätte gewonnen.

Aber auch ich mache ein Pokerface, denn die Enttäuschung über den schlechten Deal soll auch gerne geheim bleiben.

Beidseitige Höflichkeit eben.

Der mürrische Fahrer lässt mich am Zielort

aussteigen.

Ich gehe suchend auf dem Busbahnhof umher.

Zu meiner Überraschung sehe ich nach einigen
Minuten ein Schild mit dem verwaschenen
Aufdruck EXIT.

Exit klingt gut. Zur richtigen Zeit am richtigen Ort,
jubiliere ich.

Von hundert auf null. Zurück zur Startlinie

Ich stehe mit meinem Gepäck in der heißen Sonne.
Es ist kurz vor vierzehn Uhr. Auf dem Busbahnhof
herrscht ziemliche Geschäftigkeit.
Ein Gedränge, das von außen betrachtet chaotisch
erscheint. Erst beim genaueren Hinschauen
erschließen sich die logischen Zusammenhänge des
Kommens, Gehens und Findens.
Hinweisschilder gibt es allerdings in kleinem
Format an Stellen, wo man nicht sucht.
Nach zwanzig Minuten praller Sonneneinstrahlung
verziehe ich mich in den Schatten einer kleinen
Mauer.
Keine fünf Meter vor mir eine Straße. Dicht
befahren von Autos, Rikschas, Fahrrädern,
Motorrollern.
Der aufgewirbelte Staub bildet eine ein Meter hohe
Wolke, aus der Klingeln und Motorengeräusche zu
vernehmen sind.

Ich stelle mich auf das Warten ein und döse vor mich hin.

Ein kräftiges Hupen lässt mich aufschrecken.

Ein grüner Jeep mit der Aufschrift „Wildlife Sanctuary Parc" steht auf der Fahrbahn. Der Fahrer winkt wild gestikulierend in meine Richtung.

Anscheinend war es ihm nicht schwergefallen, die Europäerin in dieser Szenerie zu finden.

Ich schultere mein Gepäck und der Fahrer signalisiert mir, mich auf die Rückbank zu setzen. Dort bin ich nicht alleine. Neben mir sitzt Janine, die mich angeheuert hat. Sie empfängt mich mit einem kurzen „Hallo" und entschuldigt sich für die Verspätung.

Ihre kurz geschnittenen braunen Haare kleben kreuz und quer auf ihrer Stirn.

Mit Geschick lenkt der Fahrer den Jeep in den fließenden Verkehr zurück und reiht sich wieder in den Straßenzyklus ein.

Der Fahrtwind, der durch die offenen Fenster dringt, wirkt beruhigend, bringt jedoch keine Kühlung. Meine Neugierde ist geweckt.

„Wie sieht denn mein Job genau aus?", drängt es aus mir heraus.

Janine schaut konzentriert auf den vorbeifließenden Verkehr.

Ein knappes „Erklär ich dir, wenn wir da sind" ist alles, was über ihre Lippen kommt.

Sie wirkt angespannt und hat offensichtlich keinen

Bedarf am Kennenlernen von neuen Menschen. Enttäuscht lehne ich mich in den Sitz zurück und schaue aus dem Fenster.

Viel ist nicht zu erkennen. Doch als wir aus der Stadt herauskommen und grüne Reisfelder sich rechts und links auftun, breitet sich das orientalische Flair mit voller Wucht aus.

Die feuchtwarme Luft und die Sitarklänge aus dem Autoradio vervollständigen den Eindruck.

Der Jeepfahrer gießt während der Fahrt routiniert Tee aus seiner Thermoskanne in einen Becher und bietet ihn mir an.

Freundlich nehme ich das Willkommensgeschenk entgegen.

Der Thermoskannentee schmeckt allerdings schrecklich, aber ich denke mir, eine freundliche Geste abzulehnen ist ein schlechtes Omen und erzeugt nur unnötige Spannungen.

Wir bewegen uns mit schneller Geschwindigkeit auf das Nilgirigebirge zu.

Während der Motor des Jeeps in eine andere Tonlage wechselt, nimmt der Fahrer lässig die erste Serpentine. Die Steigungen nehmen ungewöhnlich schnell zu und damit auch die immer enger werdenden Straßenkurven.

Dies veranlasst unseren Chauffeur allerdings nicht, seine Geschwindigkeit zu drosseln. In rasantem Tempo setzt er seine Rallye fort.

Mit Freude weicht er in letzter Minute dem Gegenverkehr aus.

Ich sitze verkrampft im Rücksitz und bange bei dieser wilden Fahrt um mein Leben.

Mein Magen ist vollauf damit beschäftigt, die Contenance zu wahren. Janine döst neben mir. Ich sehne mich dem Ziel entgegen, gieße den Rest des Tees heimlich aus dem Fenster.

Jetzt ist alles egal. Auf dem Rücksitz zu sitzen ist nur vornehm, wenn der Chauffeur auch dementsprechend fährt.

Das Fahrzeug schwankt und ächzt in den Kurven und bereitet seinem Lenker offensichtlich Spielfreude.

Ich schließe die Augen und summe „Oh happy day", um mich abzulenken.

Nach einer Unendlichkeit schrecke ich mit einem gewaltigen Ruck auf.

Der Alptraum scheint beendet.

Das Auto steht vor einer langen Toreinfahrt. Friedliches Vogelgezwitscher dringt an meine Ohren. Bin ich schon im Jenseits oder ist das real? Über der Toreinfahrt steht „Wildlife Sanctuary" und nicht „Himmel". Ich muss mich kneifen. Tatsächlich angekommen!

Der Fahrer ist ausgestiegen und klopft kräftig auf das Dach des Autos.

„Das macht tausend Rupien."

„Waaas?", höre ich mich sagen.

Er grinst mich – noch ganz im Temporausch – an.

„War nur ein Scherz."

Ich verdrehe die Augen. Ja, haha, sehr lustig! Nach

dieser Höllenfahrt bin ich noch nicht zum Scherzen aufgelegt.

Janine ist schon auf den Beinen, und ich beeile mich, mein Gepäck hinter mir her zerrend, ihr zu folgen. Wortlos überqueren wir ein parkähnliches Areal mit blühendem Oleander. Auf den hohen Salbäumen sitzen Schwärme von Krähen und kommunizieren fleißig miteinander.

Ich habe Mühe, Janine zu folgen. Gerade ist sie um die Ecke des Haupthauses gebogen.

Mit keuchendem Atem hole ich sie ein, als sie gerade vor einem kleinen Bungalow die Tür aufschließt.

„Was ist hier los?", bricht es aus mir heraus. Das Schweigen der letzten Stunde hat mir zugesetzt. Die rasante Taxifahrt und klimabedingter Schweiß tun ihr Übriges.

Janine zögert. Ihre braunen Augen schauen durch mich hindurch. Die atemberaubende Landschaft und der Vogelgesang können nicht darüber hinwegtäuschen: Hier liegt was in der Luft.

Mit der Aufforderung „Komm mit rein!" öffnet Janine die Tür.

Ich lasse meinen Rucksack beim Betreten des Hauses auf den Boden fallen. Janine gibt der Haustür einen deftigen Schubs, worauf diese ins Schloss fällt.

Wir betreten den Wohnbereich.

Auf dem weißen Kachelboden steht nur das Nötigste, nämlich zwei Sessel, ein Tischchen und eine Kommode aus Rattan.

Ein großes Fenster führt auf eine kleine Veranda heraus.

Wir setzen uns. Ich möchte endlich wissen, auf was ich mich hier eingelassen habe!

Janine ist etwa ein Meter sechzig groß und versinkt beinahe vollständig im Rattansessel.

„Nun, es ist Folgendes", erklärt sie mir aus der Tiefe des Rattangeflechts, ohne mich eines Blickes zu würdigen.

„Mein Onkel Heinz ist gestorben und ich bin seine Lieblingsnichte gewesen, da muss ich wegen der Erbschaft einige Formalitäten und Papierkram in der Botschaft erledigen." Stille.

„Okay, mein Beileid!", antworte ich.

Der Tod des Onkels würde zwar ihre abwesende Stimmung erklären, aber überzeugt bin ich nicht.

„Und was soll ich hier genau tun?"

Janine springt aus dem Sessel, als wäre meine Frage ein Startschuss. Aus der Tasche ihres grünen Overalls zückt sie ein Funksprechgerät, in das sie für mich Unverständliches hineinspricht.

Nach kurzem Zögern deutet sie mir an, ihr zu folgen. „Wir gehen jetzt zum Chef."

Von dem kleinen Bungalow aus führen Wege in alle Richtungen. Wir biegen links ab. Der Pfad ist zunächst sanft absteigend, bevor er nach fünfzig Metern steil abfällt.

Vor uns erstreckt sich nach und nach ein gigantischer See. Am Ufer liegen idyllisch mehrere

Boote in einer Reihe.

Ein traditionell erbautes Holzhaus steht direkt am Seeufer. Vom Festland aus führt eine Tür ins Haus und auf der Rückseite des Hauses führt ein Steg dreißig Meter aufs Wasser hinaus.

Janine nimmt Kurs auf das Holzhaus, und ich folge ihr etwas zögernd.

Über der Tür ist in großen, handgeschriebenen Buchstaben das Wort „Office" zu erkennen.

Sie schlägt eine Glocke über der Eingangstür, die dem Hausbewohner unsere Ankunft anzeigt.

Ein unverständlicher Laut aus dem Inneren des Hauses ist wohl als Aufforderung zum Eintreten gemeint, denn Janine drückt gleich darauf den Türgriff.

Ich hefte mich an ihre Fersen. Nach Durchquerung des Flurs landen wir in einem Zimmer mit wunderbarem Blick auf den See.

Hinter dem Schreibtisch sitzt der Leiter des Office. Sein orangeroter Turban verleiht ihm in Kombination mit einem Voll- und gezwirbelten Oberlippenbart à la Kaiser Wilhelm ein majestätisches Aussehen.

Janine grüßt ihn mit einer gekonnten Verbeugung und „Namaste".

Ich kopiere ihre Geste, so gut es geht.

Feierlich verkündet Janine:

„Master, dies ist meine Nachfolgerin Marie. Wie besprochen wird sie die deutschen Gäste zu ihrer völligen Zufriedenheit im Reservat begleiten und ihre Wünsche bestens erfüllen."

Ich traue meinen Ohren nicht. Zunächst erfahre ich gar nichts von Janine über meinen Job, und jetzt hat sie mich plötzlich zur perfekten Reiseführerin auserkoren. Das kann ja heiter werden.

Der Chef sitzt wie festgenagelt auf seinem Thron. Dank seines voluminösen Bauches und seiner kurzen Arme hat er einen halben Meter Distanz zum Tisch und folglich äußerste Mühe, an diesem zu arbeiten.

Das mag auch der Grund dafür sein, dass Papiere sowie Aktenordner in Wildwuchsmanier Tisch und Fußboden belegen.

„Master, ich habe meine Vertragsauflagen somit erfüllt und Ihnen meine Nachfolgerin vorgestellt", flötet Janine.

„Ich brauche jetzt noch das Geld vom letzten Monat und Ihre Unterschrift."

Sie zaubert aus ihrer Jackentasche ein zerknittertes Formular und legt es zusammen mit einem Stift auf den höchsten Stapel des Schreibtisches direkt vor seine Nase.

Der Chef hat wenig Interesse an diesem Schriftstück, stattdessen inspizieren mich seine Augen von Kopf bis Fuß.

Es ist so still im Raum, dass man eine Stecknadel hätte fallen hören können.

Ich fühle mich äußerst unwohl. Die Zeit dehnt sich in die Länge.

Anscheinend habe ich die Prüfung bestanden, denn

er greift zum Stift und setzt seine Unterschrift unter die Kündigung von Janine.

Ich zucke zusammen, als er lauthals einen Namen ruft. Ein Bediensteter tritt fast zeitgleich mit mehrfachen Verbeugungen ein.

Der Master macht kein Geheimnis daraus, wer hier die Autorität hat.

Er ist der Chef, ohne Wenn und Aber. Und ich möchte nicht wissen, was hier noch so unter seinem Schreibtisch lauert, um Seine Majestät zu verteidigen.

Ich möchte eigentlich gar nicht mehr hier sein.

Janine hat dies wohl auch schon verstanden, und bevor ich meine Proteste zu Gehör bringen kann, schnappt sie sich ihre Kündigung und drängt mich halb ziehend, halb schiebend aus dem Zimmer durch den Flur bis vor die Eingangstür.

„Bist du verrückt!", schreie ich sie an.

„Ich werde diesen Job hier überhaupt nicht antreten. Du willst hier weg, und ich soll dir die Steigbügel halten! Kommt gar nicht infrage!"

Janines gequälte Gesichtszüge spiegeln äußerste Panik wider.

Mit „Pst"- und „Sch"-Lauten springt sie aufgeregt vor mir her und presst dabei ihren Zeigefinger so stark auf ihre Lippen, dass diese sich weiß färben.

Auf ihrer Stirn sind Schweißtropfen zu sehen, die in immer schnelleren Abständen kleine Rinnsale bilden.

Wütend betrachte ich die schwitzende Gestalt vor

mir.

Die Betriebstemperatur ist bei uns beiden auf MAXIMAL hochgefahren.

„Du kennst den Master nicht", zischt Janine. „Der überwacht hier alles und jeden."

Ich kontere:

„Du hast mich hierhergelockt, um hier wegzukommen. Das funktioniert so aber nicht. Wenn hier jemand geht, dann nur wir beide oder keine."

Janine überlegt. Sie tritt auf der Stelle. Dabei verursachen ihre Turnschuhe quietschende Geräusche. Ihr Körper wiegt sich vor mir von rechts nach links und ähnelt einer schwankenden Boje im offenen Meer.

Die Boje gerät von Verzweiflung in Trauer. Der Wasserstand in Janines braunen Augen nimmt bedenklich zu, bis die Flut nicht mehr aufzuhalten ist.

Ein unterdrücktes Schluchzen sorgt schließlich dafür, dass meine Wut nicht weiter eskaliert.

„Hör mal, ich will hier genauso schnell weg wie du, also lass uns das zusammen organisieren."

Janine zögert keine Sekunde und schlägt erleichtert ihre Hand in meine.

Der Pakt ist besiegelt.

Zurück im Bungalow, erzählt mir Janine von ihrer Odyssee als Reiseleitung. Knebelvertrag ohne Freizeit, schlechte bis gar keine Bezahlung und eine Überwachung auf Schritt und Tritt.

Ein Tourist hatte netterweise ihre Anzeige für die Pinnwand im Coffeehouse mitgenommen.

Es muss schnell gehen. Janine wuchtet ihren Rucksack aus dem Schrank.

Sicherheitshalber geht nur ein Rucksack mit. Die Wahl fällt auf Janines roten, weil er größer ist.

Das Aussortieren ist schwer, denn auf Reisen versucht man sich sowieso nur auf das Nötigste zu beschränken.

Schweren Herzens lasse ich meine mit Sorgfalt ausgesuchten Hosen, T-Shirts und den Rucksack in das unterste Fach der Küchenzeile wandern. Allerdings bestehe ich auf der Mitnahme der Holzdose für Steffi. Janine meint nervös:

„Du kannst sie dir ja um den Hals hängen."

Zähneknirschend verzichte ich dafür auf meinen Waschbeutel.

Mit Schieben und Drücken schließen wir gemeinsam ihren Rucksack. Irgendwo werde ich schon noch eine Zahnbürste auftreiben.

Möget ihr in Frieden ruhen und im besten Fall Hilfe für einen Bedürftigen sein, ist meine letzte Bitte, bevor ich mich für immer von meinen Sachen verabschiede.

Um den Master in Sicherheit zu wiegen, beschließt Janine schweren Herzens, auf das „Gehalt" zu verzichten.

Sie schaut verzweifelt in ihre Geldbörse und eröffnet mir:

„Ich hab ein flexibles Flugticket nach Berlin und

tausend Rupien. Wir sollten hier so schnell wie möglich los, bevor der Chef Verdacht schöpft. Seine Verbindungen sind weitreichend. Es wäre besser, du fliegst mit nach Deutschland."

„Stopp, stopp, stopp!!! Halt mal, das geht mir gerade ein bisschen zu schnell", protestiere ich. Das ist meine wohlverdiente Auszeit, auf die ich so lange gespart und für die ich so lange gekämpft habe.

Was würden wohl meine Arbeitskollegen sagen? Und das hämische Grinsen von Herrn Walz sehe ich jetzt schon vor meinem inneren Auge. Auf gar keinen Fall werde ich jetzt nach Hause fliegen.

Janine packt mich am Arm.

„Hör mal, ich bin schon ein bisschen länger hier als du. Der Chef hat überallhin Kontakte. Du als Touristin bist auffällig wie ein bunter Hund. Ich rate dir ernsthaft, mitzukommen."

Ihre Argumente sickern Stück für Stück durch meinen Widerstand.

Ich bin in einem fremden Land, und keiner hier könnte mir helfen. Ich schwanke hin und her und lasse das Für und Wider in einer Dauerschleife rotieren.

Dieser Chef-Master wird sicherlich nicht erfreut sein, wenn er unsere Abwesenheit bemerkt.

Hmm ... obwohl sich vor meinem inneren Auge das immer breiter werdende Grinsen von Herrn Walz manifestiert, stimme ich schweren Herzens zu.

Dass mein schöner Abenteuerurlaub in einer Flucht

endet, hätte ich mir im Traum nicht einfallen lassen. Es war doch alles so gut geplant. Nun ist die Frage, ob es uns überhaupt gelingt, nach Deutschland zurückzukommen.

Ich beschließe, wirklich keinem bei mir zu Hause Bescheid zu geben, Steffi eingeschlossen.

Hektisch und unsicher, ob wir den Flughafen erreichen werden, schultert Janine den Rucksack und sagt:

„Falls wir uns aus den Augen verlieren, treffen wir uns am Infostand im Flughafengelände."

Beim Verlassen des Bungalows wechseln wir einen letzten vielsagenden Blick, bevor wir mit Herzklopfen die von Bäumen gesäumte Straße betreten.

Ein Darkroom auf vier Rädern

Auf dem Parkplatz vor der Toreinfahrt putzt der Chauffeur, der uns hergebracht hat, mit Hingabe seinen Jeep auf Hochglanz.
Wie zuvor besprochen, begleite ich Janine, die unseren Rucksack geschultert hat.
Sie bietet dem Fahrer ihre letzten tausend Rupien für die Fahrt zum Flughafen an.
Was dieser mit Freude annimmt, bevor er sich hinter das Lenkrad setzt und es mit einem Lappen hingebungsvoll poliert.
Zielstrebig gehen wir auf die Rückseite des Jeeps. Janine öffnet den Kofferraum und verstaut ihren Rucksack darin. Dann klettere ich vorsichtig hinein. Es riecht ordentlich nach Benzin und ranzigem Öl. Neben mir befinden sich verdreckte Putzlappen und eine Kiste mit diversen Autoteilen Über mir eine dunkle Kofferraumabdeckung.
Auf meiner Stirn bilden sich Schweißperlen.

Mein Herz macht sich mit einem alarmierenden Pochen bemerkbar. Mein Herz und ich teilen gerade dasselbe Schicksal: Auch ich würde gern aus meinem selbst gewählten Gefängnis herausspringen.

Als Janine allerdings auf den Beifahrersitz steigt und der Fahrer den Motor anlässt, ist meine Kofferraumklappe noch nicht bereit, geschlossen zu bleiben.

Was jede Tür von klein auf lernt, nämlich sich zu öffnen und danach wieder ins Schloss zu fallen, ist dieser Kofferraumklappe völlig fremd.

Sie tut so, als hätte sie von Schließen noch nichts gehört.

Janine hat das wohl bemerkt, steigt noch mal aus, läuft nach hinten, und mit einem festen Ruck rastet die Klappe endlich ins Schloss.

Jetzt ist es stockdunkel.

Ich versuche mich zu orientieren. Irgendetwas muss ich mir hier einfallen lassen, denn die Serpentinen von der Anfahrt sind mir und meinem Magen noch sehr gut in Erinnerung.

Dazu kommt noch der intensive Geruch einer Benzin-Öl-Mischung in diesem engen und dunklen Versteck.

Das Atmen fällt schwer unter diesen Bedingungen.

Meine Finger umklammern krampfartig den Metallhaken des Kofferraumschlosses.

Unter meiner linken Wade spüre ich ein Seil.

Erleichtert greife ich mit einer Hand danach, als sich

116

in diesem Augenblick das Auto in Bewegung setzt.
Nicht nur der Wagen bewegt sich.
Sämtlicher Inhalt des Kofferraumes, mich
eingeschlossen, ist den Fliehkräften ausgeliefert.
Nach mehreren Versuchen gelingt es mir endlich,
das Seil am Schlosshaken zu fixieren.
Mit dem Benzinlappen im Nacken, die Füße fest
gegen den Blechboden gestemmt und das Seil in der
Hand, fiebere ich der ersten Straßenkurve entgegen.
Ich kann hören, wie Janine ihr Bestes tut, um den
Fahrer in einem Dauerdialog zu halten.
Das ist nötig, um ihn davon abzuhalten seine
Rennstrecke zu testen.
In meinem Kopf gibt es nur eine Ansage:
„DURCHHALTEN!".
Ich versuche, die Krämpfe in den Fingern sowie den
stechenden Schmerz im Oberschenkel zu ignorieren.
Den Werkzeugkasten kann ich zwischen den Beinen
in Gewahrsam nehmen.
Da Kraft auch Gegenkraft erzeugt, haben die
Oberschenkel das Nachsehen.
Eine Serpentine jagt die nächste.
Ich taumle zielsicher über die Grenze meiner
Belastbarkeit.
Das Gefangensein, die Anspannung und der
Schweiß, gemischt mit dem penetranten Geruch
des Benzin-Öl-Gemischs, bewirken in mir ein
langsames, aber stetiges Aufsteigen von Wut.
Wut auf Janine, Wut auf meine schmerzenden
Finger, Wut, meine Reise abzubrechen, Wut auf

diesen stockdunklen Kofferraum.

Wut, die sich wie ein zäher, klumpig-klebriger Schleim ausbreitet. Sich festsetzt, ohne Vorwarnung grüne Galle im Überfluss produziert, durch alle Poren fließt und mein Ich in ein unansehnliches, grünes Etwas verwandelt.

Ein halbes Jahrhundert später steht der Wagen still. Sind wir schon am Flughafen?

Ich höre Janines laute Stimme, als sie sich überschwänglich bei dem Fahrer bedankt.

Ich öffne den Kofferraum nur so weit wie nötig, um mich aus dem Fahrzeug herauszurollen. Das grelle Sonnenlicht blendet mich.

Ohne zurückzuschauen, laufe ich in gebückter Haltung zwischen den Fahrzeugen durch und mische mich unter die Menschen.

Eine Menschenmenge drängt sich vor einer Glastür zusammen. Das muss der Flughafeneingang sein. Zwei Männer in Uniform kontrollieren den Zutritt zum Gebäude. Ich zücke mein Hin- und Rückflugticket.

Der Beamte schaut mich ungläubig an, fragt mich, ob ich Gepäck dabeihabe, was ich verneine, lässt mich dann aber passieren.

Gut gekühlte Luft umströmt mich.

Der Dschungel hat mich ausgespuckt.

Immer noch wütend laufe ich zwischen den Passagieren hindurch, die in entspannter Atmosphäre ihre Gepäckwagen vor sich herschieben.

Durch meinen Kopf schießen tausend Gedanken gleichzeitig.

Wo ist Janine?

Wo ist hier überhaupt die Info?

Hat Janine mich etwa belogen und lässt mich hier allein stehen?

Auf was habe ich mich da eigentlich eingelassen? Und wieso?

Frauen in farblich aufeinander abgestimmten Saris promenieren hier mit gut angezogenen Herren und halten Small Talk im Wartebereich à la Fashion Week, Catwalk, Paris, Haute-Couture – und ich in meinem desolaten Zustand mittendrin.

Panisch suche ich die Umgebung ab.

Menschenschlangen mit dicken Koffern und geschnürten Paketen reihen sich dicht an dicht.

Eine Sitzgruppe lädt zum Verweilen ein.

Aus purer Verzweiflung lasse ich mich völlig erschöpft in einen braunen, ergonomischen Ledersessel fallen.

Aus den Deckenlautsprechern strömt sanfte orientalische Instrumentalmusik, aber meine Panik hat den Zenit so weit überschritten, dass sämtliche Beruhigungsversuche sie nur noch mehr befeuern.

Mein Innerstes sträubt sich vehement gegen diese Verführung.

Entspanntes Plaudern, ein Glas Champagner, ein paar Häppchen – von wegen, mein Cocktail ist eine schreckliche Mischung aus Wut, Erschöpfung und Angst.

Deshalb sehe ich auch erst in letzter Sekunde die Causa miseriae, den Grund meines Elends, auf mich zustürmen.

Der rote Rucksack wippt im Tempo ihres Laufschritts.

„Marie, bist du es?", ruft sie freudestrahlend.

„Ja, wer soll es sonst sein", antworte ich mürrisch.

Janine lacht.

„Ich hätte dich fast nicht erkannt."

„Hä, wieso das denn nicht?"

„Hast du schon mal in den Spiegel geschaut?"

Was für eine dämliche Frage, als ob ich bei meinem Tête-à-tête mit einer Werkzeugkiste im gemütlichen Separee des Kofferraumes Zeit gehabt hätte, meinen Taschenspiegel zu zücken und das Make-up aufzufrischen.

Janine steht mit grinsendem Mondgesicht wie gebannt vor mir.

Sie packt mich am Arm und nötigt mich in die naheliegenden Toiletten.

Mein Anblick ist nicht schön.

Eine Gestalt mit wirrem Haar, dunklen Flecken in Gesicht und Kleidung schaut mich mit weit aufgerissenen Augen an. Dazu umweht mich ein penetranter Benzingeruch, der sich deutlich abgrenzt von dem künstlichen Frischeduft in diesem hochwertigen, mit Marmor ausgelegten Waschraum.

Der Seifenspender wird für die nächste Stunde mein bester Freund.

Ich schaue Janine direkt in die Augen.

„War es wirklich notwendig zu fliehen? In was hast du mich da reingerissen?"

Janine antwortet nicht und holt aus dem Rucksack mit begrenzter Auswahl ein neues Outfit. Nicht optimal, aber sauber. Der Geruch lässt sich jedoch nicht ganz beseitigen.

„Wieso sollte ich dich belügen? Jetzt denk mal nach! Wie wäre es dir in meinem ehemaligen Job ergangen? Und wie hättest du von dort alleine den Weg zurück gefunden?"

Ich verkneife mir meinen inneren Aufschrei und zwänge mich zähneknirschend in die stramm sitzende Hochwasserhose und das grasgrüne Shirt von Janine. Ich schaue kurz in den Spiegel. Wenn mich Herr Walz so sähe, würde er mir nicht mal den Zutritt zu seinem blöden Kegelclub erlauben.

Der nächste Flug bringt uns in die Hauptstadt, um von dort nach Deutschland zu kommen.

Eins und eins macht drei

Wir sitzen nun schon seit drei Stunden in der Abflughalle in Mumbai und warten auf unseren Anschlussflug nach Berlin.

Janine hat sich hoch motiviert um unsere Weiterreise gekümmert.

Nun ist sie in bester Stimmung. Die Aussicht, endlich von hier wegzukommen, verwandelt sie in eine Plaudertasche.

So viel Neugierde kann man gar nicht entwickeln, um die ganzen Nachrichten und Details aus ihrem Leben aufzunehmen.

Ich grüble resigniert vor mich hin und überlasse ihr die komplette Gesprächsführung.

Was soll ich nur mit dem Rest dieses lange erkämpften Urlaubs anfangen?

Aus Frust und Langeweile verliere ich mich in Tagträumereien. Vor meinem inneren Auge ziehen elegante Korallenfische in bunten Saris vorbei. Ein

Seeigel stellt seine Stacheln auf und verkriecht sich in einer ergonomischen Höhle. In einer Schlucht warten ein paar Kofferfische auf die nächste Welle mit Seegras.

Meine schöne Tiefseewasserblase platzt jäh, als Janine mir begeistert ins Ohr schreit:

„Einchecken!!!"

Ich folge ihr.

Auf dem Rollfeld atme ich deprimiert ein letztes Mal die feuchtwarme Luft ein, bevor der Einstieg ins Flugzeug beginnt.

Dann das Warten und Drängeln bis zu unseren Sitzplätzen.

Zwei Plätze in der Mitte.

In den Gängen herrscht Geschäftigkeit. Rechts und links werden Taschen und Koffer in den Ablagen verstaut und umgeschichtet, hinter uns schon die ersten Sandwiches ausgepackt.

Mit gemischten Gefühlen nehme ich Abschied von diesem Land. Den wunderbaren Landschaften, der Gelassenheit, dem feinen Duft der Räucherungen, den vielfältigen und kuriosen Begegnungen.

Abschied von meiner wohlverdienten Auszeit.

Endlich auf meinem Sitzplatz, streifen mich mehrere Wehmutswölkchen.

Schade, ich wäre so gerne noch länger hier geblieben, und gleichzeitig muss ich mir irgendetwas einfallen lassen, um meine verfrühte Rückreise geheim zu halten.

Im Flugzeug wird es langsam ruhiger. Das Boarding

ist abgeschlossen.

Vor uns versucht eine Stewardess den zu großen Koffer einer Passagierin in die Ablage zu wuchten. Daneben ein kleines Kind, das die noch gurtfreie Zeit nutzt, um die Sprungqualitäten des Sitzes zu testen.

Ich beschließe, die Toiletten im hinteren Teil des Flugzeuges aufzusuchen.

Diese Idee hatten wohl auch noch drei andere Passagiere.

Geduldiges Warten. Um in meiner ungewöhnlichen Fashion nicht auch noch den kritischen Blicken der Mitreisenden standhalten zu müssen, fixiere ich den Boden.

Die Dame vor mir trägt einen blau-türkisen Seidensari und duftet wunderbar nach Sandelholz. Auf dem Boden neben dem Leuchtstreifen klebt ein rosafarbener Kaugummi, der darauf wartet, dass sich eine Schuhsohle erbarmt und ihn mitnimmt. Meine wird es sicher nicht sein.

Groll hat sich inzwischen in meinem Herzen breitgemacht und sorgt für schlechte Stimmung. Irgendein Passagier in einer der hinteren Reihen schreit plötzlich freudig erregt „Welcome, welcome" durch das Flugzeug.

Wahrscheinlich sein erster Flug.

Jetzt fängt er auch noch an zu winken und zwängt sich in den Mittelgang.

Wenn es irgendein Loch in diesem dämlichen Flugzeug gäbe, wäre ich da jetzt auf der Stelle gerne versunken.

Denn – was da lustig winkend auf mich zurollt, ist Shiva der Zimmervermieter mit seinem Traum von „Belli".

Das darf jetzt nicht wahr sein. Mir schwant nichts Gutes. Mein schlechtes Gewissen meldet sich sofort. Erstens bin ich ohne Abschied von der Bildfläche verschwunden, obwohl ich angekündigt habe, sechs Monate zu bleiben, und zweitens hätte ich ihm noch viele Fragen über Deutschland beantworten sollen.

Shivas Haare sind frisch mit Henna gefärbt, das Hemd gewaschen und gebügelt, der Dhoti blütenweiß. Nur die Sandalen sind dieselben geblieben: ausgelatscht, in den Farben Mint und Rosa, mit je einer kleinen Hibiskusblüte auf dem Riemen.

Wahrscheinlich ist, wie ich befürchtet habe, der Wunsch, Angelika wiederzufinden, bei unserer ersten Begegnung neu entflammt. Und diese Flamme brennt gerade lichterloh.

Für einen Moment sind meine Gedanken ausgelagert. Nicht ganz so überzeugend kommt ein „Welcome" über meine Lippen.

Die Stewardess spricht uns freundlich an:

„Bitte gehen Sie auf Ihre Plätze zurück, das Flugzeug ist gleich startklar."

Erleichtert suche ich meinen Platz auf und sinke in meinen Sitz.

Neben mir die Plaudertasche Janine, hinter mir Shiva – in einem Flugzeug, dessen Türen fest verschlossen sind.

Das Flugzeug rollt langsam auf die Startbahn zu, und nach wenigen Minuten heben wir ab. Kaum ist die Freigabe der Gurte erteilt, steht Shiva neben mir im Gang und freut sich.

Er wusste es gleich, die Götter hätten mich geschickt, um ihm zu helfen, nach Deutschland zu kommen.

Es ist Karma. Gottgewollt – und daran kann keiner zweifeln. Seine Gebete wurden erhört.

Mein einziger Gedanke ist: Wie werde ich diesen hartnäckigen Zeitgenossen wieder los?

Kurze Erlösung kommt in Form der Stewardess, die ihren Getränkewagen durch den Mittelgang schiebt, und Shiva muss somit notgedrungen seinen Platz aufsuchen.

Wie ein Blitz trifft mich die Erkenntnis, dass ich wahrscheinlich keine einzige freie Minute mehr haben werde, wenn wir erst mal gelandet sind.

Zeit ist relativ, und ich fürchte, dass diese Flugzeit die kürzeste in meinem Leben sein wird.

Ich schiebe meine quälenden Gedanken von einer Ecke in die andere.

Janine stupst mich verwundert an:

„Wer war das denn?"

Ich schaue sie an, meine Gedanken beginnen sich wie an einer Perlenkette hintereinander aufzureihen und aus mir herauszubrechen.

Ich erkläre ihr die Situation.

Dass ich aus einem Hostel geflohen bin und dessen

Besitzer jetzt zufällig im selben Flieger sitzt. Der übrigens Shiva heißt und seine Angebetete in Berlin sucht. Dabei zählt er hauptsächlich auf mich, um sie zu finden.

Resigniert stelle ich fest:

„Er wird sich mit ziemlicher Sicherheit wie eine Klette an mich hängen."

Nach einer kurzen Verschnaufpause füge ich hinzu:

„Hör mal, ich habe dir geholfen, aus diesem Land rauszukommen, obwohl mein Urlaub noch gar nicht zu Ende ist, und fliege in diesem vermaledeiten Flugzeug zurück nach Deutschland. Jetzt bist du dran, mir zu helfen."

Die Worte zeigen Wirkung. Janine sitzt steif mit hochgezogenen Augenbrauen und künstlichem Lächeln im Sessel.

Eine Idee keimt in mir auf.

„Ich brauche eine Unterkunft für mich und Shiva in Berlin", kommt es in gedämpftem Ton über meine Lippen.

Janine signalisiert ihre Zustimmung mit verständnisvollem Kopfnicken.

„Ähm, ich hab eine Ein-Zimmer-Wohnung. Ihr könnt bei mir wohnen", flötet sie.

„Ja, super!"

Das hätte ich mir denken können, dass die vermeintliche Reiseleiterin keine Fünf-Zimmer-Altbauwohnung hat.

Mit gemischten Gefühlen versuche ich mir vorzustellen, wie das auf diesem engen Raum

klappen könnte. Wenigstens ist es eine Unterkunft.
Janine fragt, neugierig geworden, nach:

„Hast du irgendwelche Informationen über den
Aufenthaltsort dieser Dame?"

In meinem Gedächtnis taucht nebulös der
zusammengefaltete Zettel aus Shivas Dose auf.

Da war doch diese Telefonnummer in Berlin. Bei
dem Gedanken spüre ich gerade, wie sich ein
kleines Feuerwerk in mir entfacht.

Vielleicht ist das alles gar nicht so schwierig, wie es
scheint.

Ich wende mich Janine zu:

„Sie heißt Angelika!"

Sie sieht mich amüsiert an.

„Tja, klar ist, dass du sie finden und dann
überzeugen musst, dass sie mit Shiva den ganz
großen Wurf gemacht hat."

Mit diesem spitzfindigen Gedanken grinst sie mich
an und fügt gnädig hinzu: „Ich kann dir dabei
helfen."

Kaum ist das Essen serviert, steht Shiva wieder
im Gang neben uns und preist die Götter für ihre
wunderbaren Fügungen. Mit gequältem Lächeln
versichere ich ihm:

„Okay, ich helfe dir bei der Suche nach Angelika,
aber dafür muss ich hier mit ihr", dabei zeige ich
auf Janine, „einiges organisieren und dazu brauche
ich Ruhe."

Mit dem Kopf schwingend zieht er von dannen.

Wie ich von Janine gerade erfahre, gibt es ein Sofa

in ihrer Wohnung und einen netten Nachbarn mit einem Reisebett.

Draußen wird es Nacht. Die Sonne geht in einem fulminanten Spektakel unter.

Ich denke über meine Reise nach. Den Plan von Steffi, mit viel Liebe zum Detail ausgearbeitet, musste ich schon nach kurzer Zeit auf Eis legen. Meine Entscheidung, alles dem Zufall zu überlassen, war zwar aus der Not geboren, schien jedoch zunächst ganz gut zu funktionieren und machte, muss ich mir eingestehen, anfangs sogar Spaß.

Diese Unvorhersehbarkeit, der Nervenkitzel. Wer konnte denn ahnen, dass das alles im Chaos enden würde.

Ich döse in meinem Sitz ein.

Tod eines Rauchmelders

Es ist früh am Morgen und ziemlich kalt geworden.
Der Flieger landet pünktlich um fünf Uhr dreißig in
Berlin.
Geduldiges Warten, bis jeder Passagier seine
Taschen gefunden hat und der Ausstieg beginnt.
Die Motivation, meinen Sitz zu verlassen, steht
in Form des glücklich grinsenden Shiva vor mir,
der ein laut vernehmbares „Belli, Belli" durch das
mittlerweile fast leere Flugzeug ruft.
Seine Begeisterung von Berlin würde sogar der
Viktoria auf der Siegessäule ein Lächeln abringen.
Meine Begeisterung hält sich allerdings in Grenzen.
Janine freut sich, sie ist am Ziel ihrer Träume
angekommen.
Wir verlassen als Letzte das Flugzeug – ein frischer
Ostwind und trübe Sicht kündigen deutschen
Boden an.
Als Trio Infernale hätten wir gute Chancen, in

einem Louis-de-Funès-Film mitzuwirken.
Allerdings fühle ich mich wie das dritte Rad am
Wagen. Die saure Zitrone im süßen Pudding. Die
Einzige, die keinen Anlass zum Jubeln hat.
Shiva, in seinen vom Alter gezeichneten
Plastiksandalen und einem luftigen, die Beine
umwehenden Dhoti, sieht die neue Welt gerade
durch eine rosarote Brille.
Die kühle Luft lässt seine Beinhaare strammstehen.
Das ist jedoch für ihn kein Grund zum Jammern.
Im Gegenteil! Seine Begeisterung kennt kein
Ende, und das bringt er auch mit seinem ständig
wiederholten „Good, good, goooood" zum
Ausdruck.
Dabei wiegt er seinen Kopf wie in einer liegenden
Acht hin und her – die indische Variante des bei uns
üblichen bejahenden Kopfnickens.
Wie weise, die liegende Acht, das Zeichen der
Unendlichkeit, die Möbiusschleife auf zwei
Buchstaben reduziert. Ja, ich bin einverstanden, in
diesem Fall:
Es ist unendlich gut, super, fantastisch.
Wir überqueren das Rollfeld und begeben uns zur
Gepäckausgabe.
Ein Menschengürtel umschließt geduldig wartend
das Kofferband. Einzelne Personen lösen sich
mal hier, mal da mit Koffern und Taschen. Die
Auflösung wird schneller.
Janine läuft freudig ihrem Rucksack entgegen und
zerrt ihn vom Band.

Shiva steht kerzengerade und zeigt auf die zwei letzten Gegenstände:
ein orangefarbener, abgenutzter Kunststoffkoffer, mit Schnüren gesichert, in Begleitung eines schwarzen Rucksacks.

„Das sind meine."

„Aha, willst du sie nicht mitnehmen?", frage ich übermüdet. Er deutet auf Janine.

Sie lacht, ist hier auf kulturell vertrautem Boden, und klärt ihn kurz und knapp auf.

„Wir haben hier keine Bediensteten, du musst sie dir schon selber holen!"

Shiva zögert nicht lange und holt mit drei „Goods" auf den Lippen sein Gepäck vom Band.

Wir verlassen das Flughafengebäude.

Am Ausgang befindet sich ein Geldautomat.

Zielstrebig steuere ich darauf zu. Nach Einführen der Karte verlangt der Automat eine Nummer.

Meine Geheimnummer.

Sie soll geheim sein – und das ist sie auch nach dieser langen Reise.

Nur vier Zahlen, das kann doch nicht so schwer sein. Ich bin verzweifelt.

„Hast du sie dir irgendwo aufgeschrieben?", fragt Janine

Das muss ich verneinen. Unter normalen Umständen kenne ich diese vier Zahlen sehr gut. Im Moment ist nichts normal. Der Übergang von einem tropisch-chaotischen Umfeld zu dieser kühlen Sachlichkeit fällt schwer. Ich atme tief durch.

Shiva stellt sich neben mich und fragt, um was es geht.

Ich erkläre kurz, dass ich Geld aus dem Automaten holen möchte, dafür aber eine PIN mit vier Zahlen brauche, diese jedoch in meinem Gedächtnis an einem geheimen Ort liegen.

Wie aus der Pistole geschossen, eröffnet er mir, dass es mit vier Zahlen eine Kombination von zehntausend Möglichkeiten gebe. Ob ich mich an eine oder zwei erinnern könnte, das würde die Möglichkeiten auf hundert verringern.

Ich verdrehe die Augen.

„Danke, ich brauche erst mal einen Kaffee und etwas Ruhe. Ich habe nur drei Versuche, wenn die falsch sind, verschluckt der Apparat meine Karte, es wird schwierig, sie wiederzubekommen, und mein Geld gibt's dann frühestens in vierzehn Tagen."

Komisch, Shiva sagt gar nicht „Good, good, goooood".

Ich frage mich gerade, was passiert wäre, wenn wir nicht zu der abstrakten Sachlichkeit abgebogen wären und diese immer weiter perfektioniert, sondern auch sogenannte „weibliche" Eigenschaften wie Gefühle und Empathie mit einbezogen hätten. Dann könnte ich mir jetzt anstelle von Zahlen und Nummern Zeichen mit Bäumen, Tieren und Planeten merken, was ich persönlich einfacher fände. Gleichzeitig würden uns die Zugangszeichen daran erinnern, dass wir nicht alleine die Erde bewohnen.

„Hast du eigentlich Geld dabei?", frage ich Shiva.
Er kramt kurz in seinem Hemd und zückt einen
Zehn-Dollar-Schein. Stirnrunzelnd starre ich auf
den Schein.
„Ist das alles, was du mitgenommen hast?"
Er steht schweigend vor mir und verweigert die
Auskunft. Na gut.
Die Wechselstube im Flughafen ist zum Glück
schon geöffnet, und mit acht Euro fünfzig verlassen
wir das Gelände.
Es ist ein wolkenverhangener grauer Morgen.
Aus dem Orient kommend, erscheinen uns die
Straßen wie leergefegt und klinisch gereinigt.
Die Fußgängerampel steht auf Rot, was Shiva
jedoch unbeeindruckt und zur Überquerung
ansetzen lässt.
Ich packe ihn kurz am Arm und ziehe ihn wieder
auf den Gehsteig.
„Hör mal, eines der wichtigsten Dinge, die du dir
jetzt gut merken musst, ist: Es gibt hier Regeln,
sehr viele Regeln, über deren Sinn man nicht
nachdenken sollte. Aber wenn du sie nicht befolgst,
musst du zahlen. Das fängt an bei zehn Euro, dann
hundert Euro und kann bis weit über tausend Euro
hinausgehen."
Mit mehreren „Goods" bekräftigt er, dass er glaubt,
unsere Bürokratie verstanden zu haben.
Als es endlich grün wird, steuert Janine auf ein
kleines Café zu, das gerade öffnet.Wir folgen ihr.
Ein Klingelton beim Türöffnen kündigt uns an.

Wohlige Wärme schlägt uns entgegen. Das Café
ist noch ohne Gäste. Hinter dem Tresen sortiert ein
junger Mann mit schwarzer Bauchschürze Snacks
in die Vitrinen. Seinem Tempo nach befindet er sich
noch im morgendlichen Aufwärmmodus.
Seine dunklen Haare sind jedoch frisch gegelt.
Rechts und links weiß lackierte Stühle und Bänke
an quadratischen Tischen. An den Wänden ist hoher
Bambus mit knallgrünen, übergroßen Blättern
aufgemalt.
Über dem Tresen hängt eine Schiefertafel mit
Angeboten und Preisen. Ein Blick auf die Preise
lässt für uns nicht viele Möglichkeiten offen.
Je einen Kaffee für mich und Janine und einen
Assam mit Milch für Shiva.
Der junge Mann nimmt die Bestellung mit einem
„Prego" auf.
Wir setzen uns an einen Tisch.
Shiva wuchtet seinen orangenen Koffer auf die
Sitzbank und kramt in seinem Rucksack. Vorsichtig
entnimmt er ihm ein in Stoff verschnürtes Päckchen
und breitet seinen Inhalt vor unseren Augen aus: ein
metallener Dreizack, das Bildnis von Angelika, eine
Dose mit Reis und getrocknete Blumen.
„Ich muss eine Puja machen!"
Also eine Segnung. Janine und ich sind zu müde,
um irgendwelche Einwände zu formulieren. Im
Grunde genommen eine gute Idee, den Tag und
unsere Ankunft mit ein bisschen heiligem Geist zu
beginnen. Shiva vollzieht sein Ritual mit den ihm

zur Verfügung stehenden Mitteln.

Erschöpft schließe ich die Augen, um sie nach kurzer Zeit wieder zu öffnen, da der intensive Duft von Räucherwerk in der Luft liegt.

Shiva hat ein dickes Bündel brennender Räucherstäbchen in der Hand und führt sie in kreisenden Bewegungen um seine ausgepackten Devotionalien.

Ich will gerade eingreifen, als ein durchdringendes Piepen die würdevolle Handlung jäh unterbricht.

Der in vier Meter Deckenhöhe befindliche Rauchmelder schlägt Alarm.

„Nix rauche, nix rauche!", schreit der junge Mann hinter dem Tresen und nimmt zielstrebig, mit unverständlichen Kraftausdrücken und wild gestikulierenden Händen, Kurs auf Shiva.

Er entreißt ihm die rauchenden Übeltäter, um sie dann mit seinen Schuhen kurzerhand in mikroskopische Einzelteile zu zerlegen. Der Rauchmelder kennt kein Erbarmen und setzt seine batteriebetriebene Dauerbeschallung ungehindert fort.

„Du hast gar nix Tasse in Schrank!", schallt es uns entgegen.

Mit seinem Zeigefinger tippt er sich dabei mehrmals an die Stirn, um das Gesagte zu unterstreichen.

Die Darstellung bekommt durch das unerlässliche Piepen des Rauchmelders eine dramaturgisch passende, spannungsgeladene Untermalung.

Gebannt verfolgen Janine und ich die Szenerie, als

etwas an uns vorbeifliegt, offensichtlich in Richtung Decke unterwegs. Es ist Shivas Plastiksandale mit Hibiskusblüte, die nach Erreichen ihres Ziels mitsamt dem Rauchmelder unter Getöse ihre Flugbahn an der frisch aufgefüllten Kühlvitrine kläglich beendet.

Ein perfekter Wurf, stelle ich erstaunt fest.

Es ist sehr still geworden.

Glücklicherweise scheint die Vitrine unbeschädigt. Ebenso die Plastiksandale von Shiva, der sein liebgewonnenes Schuhwerk unverzüglich an den Platz zurückführt, wo es eigentlich hingehört, nämlich an seinen Fuß.

Abgelaufen ist jedoch die Lebenszeit des Melders, der noch drei letzte schwache Piepser von sich gibt. Der Angestellte holt einen Besen aus der Abstellkammer und bettet die Reste zur ewigen Ruhe in einen großen blauen Plastiksack.

Mit dem Wort „Merda" schließt er den Sack und schiebt ihn in die hinterste Ecke des Ladens.

Mürrisch steht er hinter seiner Theke.

Erst mein lautstarkes „Buon giorno", die einzigen Worte, die ich in Italienisch kenne, lässt ihn aufhorchen.

„Italiano?"

„Nein, leider nicht, ich bin übrigens Marie, das ist Janine und das ist Shiva – frisch aus Indien. Er ist zum ersten Mal in Deutschland und wollte eben dein Café segnen." Eine kleine Notlüge.

„Aaaah, sono Marco aus Italia."

So schnell, wie Marco sich aufgeregt hat, so schnell hat er sich auch wieder beruhigt.

Zum Glück, denn eine eskalierende Auseinandersetzung nach unserer Ankunft hätte mir gerade noch gefehlt. Ein schlechtes Omen sozusagen.

Aber eine Segnung des Cafés am frühen Morgen, „Madre mia", das ist doch ein guter Anfang.

Shiva ist nicht sonderlich begeistert.

Er starrt auf die übriggebliebenen Krümel seines Räucherwerkes, mit in tiefe Furchen gelegter Stirn. Das sieht nicht gut aus. Ob die Götter ihm das verzeihen werden, wird sich noch zeigen.

Marco erzählt uns, dass er noch nicht soooo lange in Germania ist. Das Café gehöre ihm leider nicht, sondern seinem Onkel Luigi, der noch fünf andere Cafés in Berlin besitzt. Sämtliche Familienmitglieder seien in die Arbeit eingebunden. Schwestern, Onkel und Cousinen. Die Aufgaben seien verteilt, und zu seinem Leidwesen müsse er die Frühdienste machen.

Marcos Talent zum Alleinunterhalter ist unübersehbar. Ebenso seine Liebe zur Theatralik. Selbst seine nur rudimentären Kenntnisse deutscher Vokabeln hindern ihn nicht, in ausführlichen Gesten und Worten das Drama des Frühdienstes zu beklagen.

Fünf Minuten später sitzen wir schweigend an unserem Tisch.

Während Shiva die Milch in seinen Tee gießt, rühre

ich mit einem kleinen metallenen Löffel in meinem
Kaffee. Dabei entsteht ein feiner heller Ton.
Kling ... klingkling ... kling ... Und plötzlich lichtet
sich, wie von Geisterhand, der Nebel in der
hintersten Ecke meines Gehirns.
Der Ort mit den geheimen Nummern.
Eine gerade und drei ungerade Zahlen kommen aus
dem Dunkeln ans Licht.
Vor Begeisterung haue ich mit der Faust auf den
Tisch, bringe dabei die Tassen zum Tanzen und
rufe:
„Vier, drei, fünf, sieben."
Welt aufgerissene Augen starren mich an.
„Leute, ich hab meine Geheimnummer
wiedergefunden", rufe ich begeistert.
Janine klatscht spontan Beifall und schenkt dabei
Marco ein breites Lächeln, welches bei ihm blitzartig
einschlägt. Und er, ganz Kavalier, nimmt die
freundliche Geste zum Anlass, um mit festgezurrter
Bauchschürze und weit ausgebreiteten Armen
eine Tarantella vor ihr aufzuführen.Worauf sich
das Lächeln von Janine Schritt für Schritt bis zu
den Ohren weiter ausbreitet und schließlich sogar
noch zwei Lämpchen in ihren braunen Augen
aufleuchten.
Oh, oh! Das kann ja heiter werden.
Shiva bleibt gelassen auf seinem Stuhl sitzen,
bekräftigt jedoch seine Zustimmung mit „Good,
good, gooood", schlürft seinen Tee und erklärt mir:
„Die Quersumme deiner Geheimnummer ist die

Neunzehn. Das ist die letzte Zahl vor der Zwanzig. Die Null ist die Ewigkeit. Du bist einen kleinen Schritt vor zwei Ewigkeiten."

Verblüfft lasse ich meinen Löffel in den Kaffee fallen. Mein indisches Anhängsel scheint eine Vorliebe für Zahlen zu haben.

„ Ahaa", merke ich an und ergänze:

„Ich werde allerdings nicht zwei Ewigkeiten mit dir nach Angelika suchen, höchstens e i n e Ewigkeit und das sind für mich zehn Tage! Danach kannst du alleine x-beliebige Ewigkeiten nach ihr suchen."

Angeschwemmtes Strandgut

Ich will gerade anmerken, dass wir irgendwann mal los müssen, als mit einem Schlag die Eingangstür aufspringt und offen stehenbleibt.
Die Klingel zittert nervös bei der Erschütterung durch den Fußtritt des Eintretenden.
In der Tür steht ein untersetzter, schwitzender Mann in elegantem blauem Anzug, vor der Brust einige übereinandergestapelte Backbleche.
Hinter ihm auf der Straße ein weißer Kastenwagen mit laufendem Motor.
Er geht zielstrebig auf die Theke zu und kollidiert fast mit einem Caféstuhl.
Geschickt platziert er, nach Luft schnappend, seine Bleche auf einem der Tische und wischt sich mit dem Taschentuch, das er lässig aus der Seitentasche seiner adrett gebügelten Hose gezogen hat, den Schweiß von der Stirn.
Im zu seinen Hosen passenden Sakko steckt ein

dezentes Einstecktuch. Seine silbergrauen Haare quellen vorwitzig aus den Seiten einer Schirmmütze hervor, auf der in weißen Buchstaben die Aufschrift „Chez Luigi" steht.

Marco fällt ihm enthusiastisch in die Arme und küsst ihn auf die rechte und linke Wange. Das muss sein Onkel Luigi sein. Er ist zwar in Eile, aber für eine Pause mit Espresso muss augenscheinlich immer Zeit sein.

Marco räumt die Bleche nach hinten und hantiert mit der Kaffeemaschine.

Hier wird nicht mit Zeitdruck gearbeitet, der laufende Motor des Lieferwagens dient offenbar nur zur Tarnung.

Onkel Luigi trinkt seinen Espresso im Stehen und lässt sich erzählen, was heute Morgen hier schon los war.

Wir verstehen zwar kein Wort Italienisch, dafür ist Marcos Körpereinsatz umso beachtlicher. Seine Arme rudern in alle Richtungen und die Worte sprudeln im Stakkato aus seinem Mund.

Als sein Zeigefinger in meine Richtung schwenkt und Onkel Luigis Augen diesem folgen, grüße ich ihn freundlich.

Beim Wechsel auf Janine wird Marcos Wortfluss immer wieder von einem Lächeln unterbrochen.

Ich denke mir, jetzt müsste eine rosa Wolke vorbeikommen, dann sähe ich die beiden ins Land der Träume fliegen.

Schließlich wechselt Marcos Arm die Richtung und

wedelt nun unablässig zwischen Shiva und einer
kahlen dunklen Stelle an der vier Meter hohen
Decke hin und her.

Die Freundlichkeit ist ein bisschen aus Onkel Luigis
Gesicht gewichen. Er führt seine Espressotasse
zum Mund und nimmt in aller Ruhe ein kleines
Schlückchen.

Alle Augen sind auf ihn gerichtet, während der
Motor des Kastenwagens vor der immer noch offen
stehenden Eingangstür brummt.

„Ja", erläutert er, „das Problem ist nicht der
Rauchmelder, die Kosten halten sich in Grenzen,
aber die Montage in dieser Höhe ..." Dabei runzelt
er nachdenklich die Stirn.

War es Einsicht, schlechtes Gewissen, oder eher
die Tatsache, dass ein Geschäftsmann einen
Geschäftsmann erkannt hat?

Auf jeden Fall macht Shiva den Vorschlag, dass er
morgen vorbeikommt und persönlich den Melder
installiert.

Die beiden haben eine unausgesprochene Allianz
gebildet, denn Luigi nickt, ganz Hausherrenart,
bereitwillig mit dem Kopf.

Ich wende ein, dass Shiva, der keine Ahnung hat,
wo er sich befindet, geschweige denn, weiß, wie er
morgen von A nach B kommt, dazu schlichtweg
nicht in der Lage sein wird.

Eine Empörungswelle schlägt mir entgegen.

Mit einer abwehrenden Handbewegung erklärt mir
Onkel Luigi:

„Das ist gar kein Problem! Wo wohnt ihr denn?“

„Na, bei mir!“, zwitschert Janine.

Onkel Luigi schlägt vor, uns bis vor Janines Haustür zu fahren.

Dann kann er Shiva dort morgen früh gleich wieder abholen.

Luigis Vorschlag löst allgemeine Zustimmung aus.

Dann scheinen sich ja alle einig zu sein.

Mein Widerstand wird vollkommen ignoriert. Ich brauche Shivas Mitarbeit, um seine Herzensdame so schnell wie möglich zu finden, und keine Nebenschauplätze, die meine Zeit und vor allem meine Nerven noch mehr beanspruchen.

Ich wende leise ein:

„Euch ist schon klar, dass wir zu viert nicht auf den Vordersitz des Kastenwagens passen und dass Sitzen im Laderaum verboten ist!“

Janine, unbeeindruckt von meinen Zweifeln, nimmt sich unseren Rucksack und steigt auf den Beifahrersitz, während ich mich zwischen meinem indischen Anhängsel, seinem Koffer und diversen Backblechen im Gepäckraum des Kastenwagens wiederfinde.

Onkel Luigi fährt fröhlich pfeifend los, und aus dem Rückfenster des Kastenwagens sehen wir einen freudig winkenden Marco.

Die Stadt befindet sich jetzt im Aufwachmodus.

Durch das Seitenfenster beobachte ich, wie hier und da vor kleinen Geschäften Waren und Aufsteller in Position gebracht werden.

144

Geschickt lenkt Luigi den Wagen durch die Straßen mit ihren unzähligen Ampeln, Kreisverkehren und Baustellen – die heimlichen Wahrzeichen von Berlin.

Shiva sitzt gespannt am Fenster und isst hoch konzentriert eine Zimtschnecke, die ihm, aus Versehen natürlich, von einem der Backbleche in die Hand gefallen ist.

Nach ungefähr zwanzig Minuten hält der Wagen vor der Betonfassade eines Mietshauses, in dessen Erdgeschoss sich ein Lebensmittelgeschäft, ein Imbiss mit fernöstlichen Angeboten und eine Geldwechselstube befinden.

Ein Baugerüst schlängelt sich bis in die fünfte Etage des Gebäudes und lässt auf Renovierungsarbeiten schließen.

Janine steht schon begeistert auf dem Gehsteig und winkt freundlich in den Imbissladen hinein.

„Endlich werden die Fenster erneuert!", schallt es aus diesem heraus.

Onkel Luigi befreit uns aus dem Laderaum.

Ich stehe mit Shiva noch ganz benommen vor der grauen Betonfassade auf dem Gehsteig und fühle mich wie angeschwemmtes Strandgut im Berliner Morgendunst.

Die wenigen Farbtupfer sind mein grasgrünes T-Shirt, Shivas orangener Koffer und die zerschlissenen Hibiskusblüten an seinen Sandalen.

Onkel Luigi verabschiedet sich mit einem „Ciao, ciao, bis morgen früh, acht Uhr!" von uns.

Janine greift in ihre Hosentasche und zieht lachend

einen Schlüssel hervor. Mit den Worten:
„Ich gehe schon mal vor, vierter Stock" ist sie auch
schon im Treppenhaus verschwunden.
Aus Mitleid nehme ich Shivas Rucksack, der mit
einem „Good" seinen Koffer anhebt.
Eine graue Steintreppe, übersät mit kleinen
Staubnestern, in denen sich diverse undefinierbare
Abfallschnipsel befinden, empfängt uns.
Von den kahlen Wänden ist das Echo unserer
Schritte zu hören.
Auf jeder Etage sind vier Eingangstüren, deren
Gestaltung auf die Gewohnheiten und Vorlieben
ihrer Bewohner schließen lässt.
Da stehen Schuhe davor, mal mit, mal ohne
Fußabstreifer, bei anderen sind Türkränze aus
Plastikblumen beliebt.
Im dritten Stock hängt ein Manneken Pis an einer
Wohnungstür, was Shiva dazu veranlasst, eine
Verschnaufpause einzulegen und sich bei dessen
Betrachtung stirnrunzelnd einige Fragen zu stellen.
„Na, wo bleibt ihr?", hallt es von oben durch das
Treppenhaus. Janine steht am Geländer und wir
nehmen die letzte Hürde.

Hundsgemütlich

Ihre Wohnungstür steht offen. Shiva drängt sich als Erster in den schmalen Flur und bleibt dann regungslos auf seinem Koffer sitzen, um Luft zu holen.

Ich zwänge mich an ihm vorbei und lande in einer Art Wohnzimmer mit Kochecke.

Durch ein großes Fenster, umrahmt von gelben Synthetikvorhängen mit Glitzereffekt, kann man einen grauen Hinterhof erkennen.

Meine Aufmerksamkeit ist sofort von einer Vitrine mit Glaseinsätzen angezogen, die diverse Porzellanfiguren birgt.

Vorzugsweise Tiere und im Besonderen Hunde.

Die kleinen weißen Miniaturen gibt es in allen erdenklichen Positionen: liegend, sitzend, stehend oder auch Pfötchen gebend.

Ganz vorne, mittig platziert, steht sogar eine Hundefigur mit integrierter funktionsfähiger Uhr.

Doch dann fällt mir auf, dass die Vorliebe für Hunde nicht nur auf Porzellan beschränkt ist.

An den Wänden sind Bilder von Hunden und
Welpen verschiedener Rassen.

Das Sofa hat kaum Sitzplatz, weil es von
Hundestofftieren und Kissen mit Hundemotiven
belegt ist. Selbst die vier Stühle um den runden
Esstisch herum haben Bezüge mit Hundemotiven.

Janine, immer noch gut gelaunt, hantiert in ihrer
Kochecke und stellt mit den Worten „Frühstück ist
fertig" lachend eine Schale Salzstangen und Wasser
auf den Tisch.

Shiva kommt ins Wohnzimmer. Erstaunt, ja,
man könnte fast meinen, mit einer gewissen
Ehrfurcht, nimmt er bedächtig Platz auf einem
Stuhl mit Hundepolster. Da sitzen wir nun –
zusammengewürfelt vom Universum, mit der
Auflage, zu kooperieren.

Ich mache noch mal deutlich, dass sich mein
Aufenthalt in Janines Wohnung auf höchstens zehn
Tage beschränken wird.

Janine säuselt mit einem Lächeln:

„Das geht in Ordnung."

Ich schaue Shiva an, er lässt etwas zögerlich seinen
Kopf in der bekannten Möbiusschleife hin und her
schwingen, was „ja" bedeutet.

Ob ich mich darauf verlassen kann, wird die
Zukunft zeigen.

Wir beschließen, unsere Betten einzurichten, um
nach dieser langen Reise endlich in den längst
überfälligen Schlaf zu fallen.

„Gut", sagt Janine, „dann brauchen wir als Erstes

die Gästematratze von Cheng, der wohnt im dritten Stock und müsste zu Hause sein, er hat erst mittags Uni."

Wir machen uns auf den Weg und landen vor der Tür mit dem Manneken Pis.

Nach kurzem Klingeln geht diese auf. Großes Hallo auf beiden Seiten. Cheng, dessen fernöstliche Herkunft nicht zu übersehen ist, freut sich und bittet uns herein.

„Geht gerade nicht, wir wollten uns nur dein Gästebett ausleihen."

Cheng antwortet in fast perfektem Deutsch: „Gar kein Problem."

Wobei ihm das „R" nicht ganz so leicht über die Lippen kommt und eher an ein „L" erinnert.

Als wir mit dem sperrigen Konstrukt wieder in Janines Wohnung sind, liegt Shiva schon in tiefem Schlaf auf dem Sofa – mit zwei Hundekissen im Arm.

Auch ich merke, wie meine Erschöpfung sich unaufhaltsam ausbreitet.

Mit letzter Anstrengung bauen wir in Janines kleinem Schlafzimmer das Bett auf, was den Bewegungsradius in diesem Raum auf ein Minimum reduziert.

Aber an Bewegung ist momentan ohnehin nicht zu denken und somit bleibe ich einfach auf dem Bett liegen.

Was eben noch so wichtig war, schrumpft zur Bedeutungslosigkeit angesichts des tiefen

Bedürfnisses nach Erholung und ich fahre mit dem Zug direkt, ohne großen Aufenthalt, in das Land der Träume.

Hartnäckiges Klingeln reißt mich abrupt aus den Träumen in die Realität.
Wieso macht denn da keiner auf?, frage ich mich noch, wanke unbeholfen zur Eingangstür und öffne sie.
Hinter zwei großen Papiertüten entdecke ich Shiva und Janine.
„Guten Morgen", tönt es mir zweistimmig entgegen.
Die beiden fröhlichen Gesichter treffen auf mein zerknautschtes.
Ich flüchte angesichts der Heiterkeit wortlos in das Zwei-Quadratmeter-Badezimmer gegenüber, wo mich auf dem Spiegel bunte Hundesticker begrüßen.
Nach der üblichen Waschprozedur tapse ich noch leicht verschlafen ins Wohnzimmer.
Dichte Rauchschwaden kommen mir entgegen, dieses Mal ohne Alarm, denn der dazugehörige Rauchmelder liegt auf dem Sofa – unter der Aufsicht eines Stoffterriers.
Shiva beendet gerade seine obligatorische Segnung.
Auf dem Esstisch liegt eine aufgerissene Papiertüte mit Zimtschnecken.
Ein Blick auf die Hunde-Porzellanuhr zeigt:
Es ist elf Uhr dreißig.

„Ooh, schon so spät! Wow!"

„Wir waren schon im Café, um den Rauchmelder zu installieren, und Marco hat uns die Schnecken eingepackt, und Marco hat uns zu einem Espresso eingeladen … Und Marco hat … und Marco hat … und Marco hat …"

Janine ist völlig euphorisch, und es ist zu befürchten, dass sie gleich abhebt.

Aus Sicherheitsgründen werfe ich in einer kleinen Atempause dazwischen:

„Und hast du seinen Ring an der linken Hand gesehen?"

Janines braune Augen starren mich an und werden immer größer.

Ja, das war ein bisschen gemein von mir. Ich überrasche mich gerade selbst. Ein schlecht gelaunter Giftzwerg hat sich in meiner Seele eingenistet und macht keine Anstalten, auszuziehen. Zudem beeinflusst er offensichtlich durch unbedachte Äußerungen mein Sprachzentrum.

Die gute Laune von Janine scheint diesen Giftzwerg in mir mächtig zu provozieren, und ich fürchte, dass auch Shivas selbstsichere Gelassenheit ihn zu Taten anstiften könnte.

Um weitere Ausfälle zu verhindern, greife ich nach einer Zimtschnecke.

„Mmh, schmecken ganz lecker", stelle ich gerade fest. Ich schaue durch die gelben Vorhänge nach draußen in den wolkenverhangenen Berliner

Himmel. Meine Stimmung ist genauso trüb wie das Wetter.

Die Hundeuhr tickt leise vor sich hin.

Ich denke an mein Zuhause und an Steffis kleinen, verwilderten Garten im hohen Norden der Republik. Mir wird gerade klar, dass ich die Freiheit in Steffis Liegestuhl in vollen Zügen genießen werde, wenn ich erst mal aus diesem Zirkus hier herauskomme.

Nach dem Biss in die zweite Zimtschnecke hat sich der Giftzwerg in mir etwas beruhigt.

Shiva sitzt mit frisch geölten Haaren und ordentlich gewickeltem Dhoti am Tisch und schreibt etwas in sein Notizbuch, das er in seinem Rucksack im Beutel mit den Segnungsutensilien aufbewahrt.

Also ein wichtiges Dokument, betrachtet man den Ort seiner Einsortierung.

Ich setze mich zu ihm.

Janine kommt nachdenklich aus der Kochecke mit einer Kanne Tee hinzu. Sie ist etwas wortkarg und zupft Flusen aus ihrer Strickjacke mit Dalmatiner-Muster.

Ich frage Shiva:

„Hast du den Zettel mit der Telefonnummer von ..."
Noch bevor ich meine Frage beenden kann, hat Shiva den gefalteten Zettel mit Angelikas Telefonnummer mitten auf dem Tisch platziert und schaut mich auffordernd an, als wäre ich jetzt beim Kartenspiel an der Reihe.

Dass so ein banales Schriftstück über meine

Lebenszeit entscheiden würde, hätte ich mir in meinen kühnsten Träumen nicht vorgestellt.

„Es ist eine Festnetznummer", werfe ich nüchtern in die Runde.

Die beiden sind erstaunlich wortkarg geworden. Janine schmollt vor sich hin und ist intensiv mit der Pflege ihres imaginären Hundefells beschäftigt, während Shiva – wie eine tickende Zeitbombe – auf meine nächsten Schritte wartet.

Er macht keine Anstalten, zu verbergen, dass ich als Fahrerin seiner Riksscha eingespannt bin und er im Moment die Fahrtrichtung angibt.

Mein Blick fällt auf Janine:

„Hast du ein Telefon?"

Sie zögert ein bisschen, rutscht unruhig auf ihrem Stuhl mit Hundebezug hin und her, atmet geräuschvoll tief ein, um sich dann mit einem sonoren Räuspern unsere ganze Aufmerksamkeit zu sichern.

„Ähm ..., was ich euch die ganze Zeit schon sagen wollte", lange Pause, ihre Hände verwickeln sich immer tiefer in die Taschen ihrer Dalmatiner-Strickjacke.

„Ich bin momentan pleite. Das Telefon ist abgestellt. Ich hatte ein Angebot, in Indien als deutsche Reiseleiterin zu arbeiten, und dachte, es wäre eine gute Idee, einen tollen Urlaub zu machen, mit der dringend nötigen Geldeinnahme zurückzukommen und alle Schulden zu begleichen. Nun, wie ihr ja wisst, hat sich das Ganze etwas anders entwickelt

als gedacht", kommt es leise über ihre Lippen.
Ihre geballten Hände sind mittlerweile tief in ihren
Taschen versunken, sodass – von außen betrachtet
– nur noch zwei dicke Dalmatiner-Fäustlinge zu
sehen sind. Mit einem erneuten Räuspern schaut sie
uns aus ihren braunen Augen direkt an.
„Ich hab gedacht, ihr wohnt ja jetzt bei mir ..."
Große Pause. „Also ... ihr übernachtet ja jetzt hier."
Pause. „Also, ihr könntet da doch ein bisschen was
für die Miete … na, ihr wisst schon."
Es ist anzunehmen, dass durch Janines Rutschen auf
dem Sitzpolster nur noch die Konturen der darauf
befindlichen Hundebilder zu erkennen sind.
Außer dem Ticken der Hundeuhr und dem
gedämpften Kinderlärm aus dem Hinterhof ist für
einen Moment nichts mehr zu hören.
„Ja, klar! Und an was hast du dabei gedacht?", höre
ich mich in einem künstlichen Tonfall sagen.
In einem letzten Kraftakt richtet sie sich auf und
erklärt mit erstaunlich klarer Stimme:
„Ihr übernehmt die Miete und ich frag Marco, ob
ich im Café arbeiten kann."
Mich beschleicht das ungute Gefühl, auf zwei
Personen gestoßen zu sein, die im Geheimen
Beschlüsse fassen und ihre Mitmenschen ohne
deren Wissen darin mit einbeziehen. Armer Marco.
„Also gut, die Miete für zwei Wochen ist aber nur
die Hälfte der Monatsmiete."
Janine lächelt erleichtert und gibt sich mit
dreihundert Euro zufrieden.

154

Shiva sitzt ungerührt am Tisch, als ginge ihn das gar
nichts an.
Ich wende mich zu ihm:
„Das macht hundertfünfzig für ... JEDEN."
Umständlich zieht er unter seinem Hemd einen
Zehn-Dollar-Schein hervor und legt ihn auf
den Tisch. Das hätte ich mir denken können.
Verhandlungstechniken wirken länderübergreifend.
Aber auch ich habe dazugelernt. Mit einem lässigen
Spitzgriff drehe ich den gefalteten Zettel mit
Angelikas Telefonnummer zwischen Zeigefinger
und Daumen demonstrativ hin und her.
Ich muss allerdings lange winken, bis endlich –
nach und nach – die weiteren Scheine aus seinem
Hemd ihren Weg auf den Tisch finden.
Bei ungefähr hundertdreißig Dollar legt Shiva eine
Pause ein und verweigert weitere Geldscheine
mit der Begründung, dass erst ein Telefonat mit
Angelika ihn dazu bewegen könne, den Rest
seines Anteils freizugeben. Dabei lehnt er sich mit
verschränkten Armen gelassen in seinen Stuhl
zurück.
Mein verzweifelter Blick fällt auf Janine, die jedoch
ohne Weiteres, gnädig nickend, zustimmt. Was auch
immer sie dazu bewogen hat.
Ich bin froh, so um hartnäckiges sowie langwieriges
Verhandeln herumgekommen zu sein.
„Na prima, dann ist ja alles geklärt", stellt Janine
ebenso erleichtert fest.
„Ein Telefon ist unten im Laden und einen

Geldautomaten gibt's um die Ecke. Ich begleite euch."

Vorsicht, Fahrradkurier im Anflug!

Wir verlassen gemeinsam Janines Wohnung. Im dritten Stock kommt Cheng aus seiner Tür. Er lädt uns zum Abendessen ein, was wir gerne annehmen. Im Laden unten angekommen, empfängt uns geschäftiges Treiben. Neben Gemüse und Obst gibt es Säcke mit Reis, in Plastiktüten verpacktes Fladenbrot und jede Menge Gewürze.
In einem Topf köchelt auf einer Wärmeplatte eine Suppe zur Selbstbedienung. Janine spricht einen Mitarbeiter an.
„Ob wir mal telefonieren könnten?"
Mit einem Kunden sprechend, deutet er mit dem Kopf in den hinteren Teil des Ladens.
Wir folgen dem Hinweis und stoßen auf ein kleines Büro, in dessen Abgeschiedenheit der Ladenbesitzer

zwischen Papierkram und Gemüsekisten sein Imperium lenkt.

Hier scheint die Welt stehen geblieben zu sein.

Im Neondunst blättert ein Asiate im Jogginganzug am Schreibtisch lässig in einer Zeitung.

Janine und er scheinen sich zu kennen, denn sie tauchen augenblicklich in ein freundschaftliches Gespräch ein, das nur kurz unterbrochen wird durch den an mich gerichteten Hinweis:

„Festnetz ist um die Ecke, beim Chili rechts und dann geradeaus."

Mit Angelikas Telefonnummer und Shiva im Schlepptau mache ich mich auf den Weg. Ich frage mich noch, wieso Chili?, als mir nach ein paar Metern ein intensiver Gewürzduft entgegenschlägt. Wir gehen weiter an den dicht gestapelten Kisten vorbei.

Als der Geruch beißend in die Nase dringt, biege ich instinktiv rechts ab.

Tatsächlich, in einer kleinen Nische neben dem Hinterausgang hängt ein Schnurtelefon an der Wand, eingekeilt zwischen Kartons und Kisten. Während ich den Hörer abnehme, setzt mein Anhängsel sich aufrecht auf eine der Gewürzkisten und beobachtet konzentriert jede meiner Bewegungen.

Mein Herz schlägt ein bisschen schneller. Wenn das jetzt die richtige Nummer ist und diese Angelika zu Hause ...

Umständlich drücke ich im flackernden Licht einer

Neonröhre auf die abgegriffenen, fleckigen Zahlen einer ehemals einfarbigen Tastatur. Ich lächele den Telefonhörer an, der mir jedoch nur seine „fettige" Schulter zeigt.

Nach kurzem Warten ist endlich ein Freizeichen zu hören.

Das harte, knappe „Ja" einer eindeutig gereizten männlichen Stimme lässt mich irritiert innehalten.

„ Ähm, ja, hallo."

„Ja, wer ist denn da?", kommt es ungeduldig vom anderen Ende der Leitung.

Shiva beugt sich vor Neugierde so weit zum Hörer, dass ich fürchte, er fällt mir gleich von der Kiste.

„Ähm, bin ich da richtig bei ... Angelika?"

Die ungeduldige Stimme wird noch ungeduldiger.

„Ja, ich weiß auch nicht, wo sie ist – sie ist weg."

Mein Herz macht einen kleinen Hüpfer, jaaaa, die Nummer ist schon mal richtig! Ich hake nach.

„Wie, sie ist weg? Wohnt sie nicht mehr da?"

Die Stimme wird gereizter.

„Ja, nein, sie ist verschwunden."

Ich frage:

„Verschwunden? So richtig verschwunden? Hast du eine Vermisstenanzeige aufgegeben?"

„Nö, keine Ahnung, hier ist dicke Luft, sie ist bei ihrer Oma, Schwester, was weiß ich. Warum bist du so neugierig, hat sie dich etwa als Spitzel engagiert?"

„Nein", versuche ich ihn zu beruhigen, „ich wollte sie nur sprechen, ich bin Marie, kannst du ihr das ausrichten?"

„Ich richte hier gar nichts aus!", und mit einem „Du kannst mich mal!" ist das Gespräch beendet.

Ich lege den Hörer auf.

Das war zwar die richtige Nummer, aber anscheinend ist da noch eine ominöse männliche Person auf eine ganz eindeutige, offensichtliche Art involviert. Das heißt nichts Gutes.

Ich sollte Shiva diese blödsinnige Idee austreiben. Ein Versuch ist es wert. Ich wende mich ihm zu und sage mit fester Stimme:

„Angelika ist verschwunden ... also nichts zu machen!"

„Wir rufen morgen wieder an", ist seine knappe, kühle Antwort.

Dabei schiebt er mich zur Seite und geht zielstrebig, mit wehendem Dhoti, in Richtung Geschäftsausgang.

Ich beeile mich, ihn, „Hey, warte mal" rufend, einzuholen.

Wir kommen am Büro vorbei, aus dem Janine und der Ladenbesitzer uns perplex hinterherschauen.

Auf dem Gehsteig kann ich ihn endlich stoppen.

„Wie stellst du dir das vor?", empöre ich mich mit keuchendem Atem und versuche seinen Arm zu packen. Shiva weicht zurück.

Dann geht alles ganz schnell. Ich höre noch ein hartnäckiges Klingeln, es dauert aber einen Moment bis ich realisiere, dass Shiva auf dem Asphalt liegt, verschlungen mit einer behelmten, durchtrainierten

Sportskanone und einem Rennrad.

Der fluchende Radfahrer, ein Fahrradkurier, ist schnell wieder auf den Beinen und inspiziert sein Vehikel auf Schäden, während Shiva offenbar ohnmächtig geworden ist.

Janine kommt aus dem Laden gelaufen. Ich rufe ihr hektisch zu:

„Ruf den Notarzt!"

Besorgt beuge ich mich zu Shiva hinunter. Ein kleines Blutrinnsal sickert langsam hinter seinem Ohr hervor auf den Asphalt.

Erstaunlich schnell bildet sich eine kleine Zuschauermenge um den Ort des Geschehens.

Der Fahrradkurier, von der Funktionstüchtigkeit seines Gefährts inzwischen überzeugt, steht betreten auf dem Gehweg und kontaktiert über Funk seinen Arbeitgeber. Ein hinzugerufener Polizist notiert den Sachverhalt.

Ein grauer Berliner Tag hat ein weiteres Verkehrsopfer zu beklagen. Hilflos knie ich neben Shiva, der immer noch regungslos zwischen Rad- und Gehweg liegt. Inzwischen hat sich um seinen Kopf eine Blutpfütze gebildet.

Mit Tränen in den Augen sehe ich irgendwann einen Arzt mit Erste-Hilfe-Koffer auf uns zustürmen.

„Wahrscheinlich eine Gehirnerschütterung", stellt er, nachdem er ihn untersucht hat, fest. Mit den Worten „Das sieht nicht gut aus" beendet er seine Kurzdiagnose.

Unter Schock schaue ich auf das Geschehen.

Zwei Sanitäter heben Shiva auf eine Trage und schieben ihn in den Rettungswagen.

Seine ausgelatschten Sandalen liegen verstreut auf dem Gehweg.

Ungläubig sammle ich sie ein und halte sie fest in meinen Händen.

Erstaunlicherweise haben die Plastikblüten an den Sandalen den Sturz überlebt. Sollte das ihr unrühmliches Ende sein? Unnütz geworden auf einem Berliner Gehweg, wertlos für jeden anderen, der seinen Träger und dessen Geschichte nicht kennt.

Die durchdringenden Töne des Martinshorns sind noch lange zu hören, und ich bleibe mit weichen Knien regungslos auf dem Fußweg stehen.

Janine hakt sich bei mir unter.

„Er wird ins Marienkrankenhaus gebracht", sagt sie mit belegter Stimme.

Wir gehen in Janines Wohnung, packen eine Tasche mit dem Nötigsten für Shiva und fahren ins Krankenhaus.

Dort müssen wir uns mit der kargen Auskunft einer vorbeihuschenden Pflegekraft, morgen wieder vorbeizuschauen, um Weiteres zu erfahren, begnügen. Deprimiert machen wir uns auf den Rückweg.

Es ist Abend geworden. Aus grauen Wolken klatscht der Regen an die Fensterfront von Janines Hundehöhle. Es klingelt.

Cheng steht lächelnd mit einer prall gefüllten

Tasche vor der Tür.

„Wenn ihr nicht zu mir kommt, komme ich zu euch."

Ach ja, seine Einladung hatten wir völlig vergessen.

Janine lässt ihn erfreut eintreten und erklärt ihm kurz, warum wir nur noch zu zweit sind.

Mit einem vorsichtigen Griff in die übergroße Tasche bringt Cheng mehrere Essstäbchen, Döschen und Boxen zum Vorschein, die er in genauen Abständen auf dem Tisch platziert.

Janine beeilt sich, Teller und Gläser aus der Küche zu holen.

Ein würziger Duft entweicht aus den Boxen.

Mit einem „Guten Appetit" öffnet er sie vorsichtig.

Seine Finger greifen zu den Tellern und drapieren darauf, mit äußerster Präzision, kleine Häufchen köstlicher Leckereien.

Mit freundlichem Lächeln überreicht er uns die kleinen Kunstwerke.

Leise Gesten, die Trost spenden.

Trost, eine Gabe, die unbeachtet im Schatten von großen Ereignissen steht.

Trost, der Balsam für die Seele. Wunderbalsam.

Schweigend lassen wir Chengs Fürsorge walten, und es scheint mir, als ob selbst die im Raum verteilten Hundefiguren uns wohlwollend zunicken.

Das Essen endet versöhnlich bei warmem Pflaumenwein.

„Was können wir tun?", fragt Cheng in die Runde.

Mein rebellischer grüner Giftzwerg liegt freundlich lächelnd in der hintersten Ecke einer Synapse meines Gehirns und träumt leicht beschwipst durch den Alkohol vor sich hin.

„Shivas Mut und Hartnäckigkeit sollen nicht umsonst gewesen sein", höre ich mich pathetisch sagen.

„Ob, wann und wie er wieder aus dem Krankenhaus zurückkehrt, können wir nicht beeinflussen. Doch vielleicht, dass er sein Ziel erreicht."

Janine erklärt sich im beschwipsten Zustand bereit, täglich bei „Herrn Übellaunig" anzurufen. Während ich meinerseits eine Suche mithilfe der Telefonnummer starten kann, um mit etwas Glück die Wohnadresse von Angelika herauszufinden.

„Dann kannst du dich dort unauffällig auf die Lauer legen!", freuen sich die beiden.

Ganz so lustig finde ich das nicht. Allein bei der Vorstellung, von diesem übellaunigen Telefongenossen entdeckt zu werden, stellen sich mir die Nackenhaare auf.

Nach der dritten Pflaumenweinrunde verabschieden wir uns bestens gelaunt und zuversichtlich von Cheng.

Tori – ein ganz Lieber?

Wir besuchen Shiva täglich.

Er liegt ganz alleine, immer noch komatös, in einem Zwanzig-Quadratmeter-Zimmer.

Sehr merkwürdig – auf dem Beistelltisch steht ein mit frischem Obst gefüllter Korb, obwohl er das in seinem Zustand gar nicht essen kann.

Nur mit einem grünen Krankenhaushemd bekleidet, liegt er starr, die Augen fest geschlossen, auf dem weißen Bettlaken. Seine durchgeschwitzten, mit Henna gefärbten Haare hinterlassen rötliche Spuren auf dem Kissen.

In der warmen Luft eine muffige Geruchsmischung aus Sagrotan und Urin.

Eine Schwester huscht ins Zimmer, wirft einen Blick auf Shivas Sonde, nickt uns freundlich zu und verlässt zügig wieder den Raum.

Auf dem Flur treffen wir nach drei Tagen endlich einen Arzt, der uns kurz informiert: der Patient sei stabil.

Allerdings müssten noch die Zahlungsmodalitäten mitgeteilt werden, da der Verunglückte anscheinend Privatpatient sei.

Die Nachrichten hinterlassen bei uns gemischte Gefühle. Das kann teuer werden. Die drohende Rechnung hängt wie ein Damoklesschwert an der Decke des Krankenhausflurs.

Janine lädt mich zu einem Kaffee bei Marco ein. Dort hat sie, bewaffnet mit Charme und Engelszungen, eine Anstellung im Frühdienst bekommen.

Wir sitzen gerade, da fährt Onkel Luigi persönlich in seinem Kastenwagen vor.

Gekonnt balanciert er seine Backbleche mit „Vorsicht!"-Rufen in den hinteren Teil des Ladens, um sich anschließend mit stolzer Brust den Schweiß von der Stirn zu wischen.

Ein Espresso steht schon für ihn bereit – zum obligatorischen Rapport.

Er setzt sich zu uns. Wohlinformiert über die dramatischen Geschehnisse, bietet er seine Hilfe an.

Das trifft sich gut, denn ich habe gerade mit Unterstützung einer netten Dame von der Telefonauskunft die Adresse von Angelika herausgefunden – sie wohnt im hintersten Winkel des Berliner Stadtteils Wedding.

Und so steige ich neben den fröhlich pfeifenden Luigi auf den Vordersitz seines Lieferwagens.

Direkt vor mir auf dem Armaturenbrett klebt eine

bunt bemalte Madonnafigur, deren Kopf sich jeder Bewegung des Wagens hinter einer azurblau eingefärbten Frontscheibe gnädig nickend anpasst. Und während der Autoverkehr immer mehr zunimmt, die Ampeln im Sekundentakt auf Rot springen, erzählt Luigi von seinem sonnigen, nach Rosmarin duftenden Heimatland, das er nicht nur im Gedächtnis, sondern auch in seinem Herzen trägt.

Nach dreißig Minuten biegt er in eine Einbahnstraße mit einheitlich aussehenden Häuserfronten ein. An den mit Graffiti bemalten Häusern sind nur schwer die Hausnummern zu erkennen.

Luigi bremst abrupt und zeigt mit den Fingern auf die Gebäude.

„Hier irgendwo müsste es sein", sinniert er vor sich hin und parkt den Wagen.

Ich bin erleichtert, dass er mir hilft.

Durch den grauen Himmel blitzen einzelne Sonnenstrahlen auf die menschenleere Straße.

Luigi verschließt sein Bella-Italia-Auto und wir betrachten fragend die hohen, stummen Fassaden. Gemeinsam gehen wir die Klingelschilder durch. Eine Mischung aus Hammeds, Krszows und Garcias, durchbrochen von einigen Schultzes und Meiers, kündet von der Koexistenz verschiedener Kulturen.

Nach längerem Suchen fixiert Luigi ein Namensschild.

„Hier, schau mal!"

In verblassten Buchstaben ist deutlich ein „A. F.-W."
zu erkennen.

„Das könnte sie sein!"

Mir ist unwohl im Magen, als ich die Klingel drücke
und in die Stille hineinhorche – bis klar wird, dass
trotz mehrerer Versuche keiner antwortet.

Enttäuscht will ich schon umdrehen, als Luigi die
Klingel daneben mit der Bemerkung:

„Bei uns weiß jeder Nachbar Bescheid" betätigt.

Nach einigem Warten geht im dritten Stock ein
Fenster auf.

„Ick hab keeene Pizza bestellt", schallt eine schrille
weibliche Stimme von oben.

Eine korpulente Dame mit brauner
Dauerwellenfrisur lehnt sichtlich empört im
Fensterrahmen.

Offensichtlich hatte sie die Straße schon länger im
Blick und Luigis Kastenwagen einer gründlichen
Inspektion unterzogen.

„Entschuldigen Sie die Störung, wir wollten
zu Angelika, wissen Sie, wie wir sie erreichen
können?"

„Der Tori, der holt se gerade ap, se war verreist."

„Ach ja, der Tori?"

„Ja, det is ihr Mann, eeen ganz Lieba, soll ick wat
ausrichten?"

Eine bestätigende und eine niederschmetternde
Aussage auf einmal, wobei mir ein Wort noch
lange in den Ohren klingt. In Erinnerung eines
unangenehmen Gesprächs zwischen Gewürzkisten

fällt mir alles Mögliche an aussagekräftigen, derben „Schmeicheleien" ein, „lieb" ist da ganz sicher nicht darunter.

„Ich bin Marie, ich komme die Tage wieder", rufe ich nach Fassung ringend der gut informierten Dame zu, mit der Gewissheit, dass die Information ganz sicher die Adressatin erreichen wird.

Enttäuscht sitze ich in Luigis Wagen und grübele vor mich hin.

So was Dummes, jetzt scheint Angelika doch tatsächlich unter der Haube zu sein.

Also überhaupt keine Chance mehr für Shiva.

Ich hätte es ihm nach dem ganzen Aufwand wirklich gewünscht.

Einzig die Madonna auf dem Armaturenbrett hat keine Sorgen, bei jeder Bewegung nickt sie mir würdevoll zu.

Trotz des mittlerweile sonnigen Wetters kommt zwischen mir und Luigi kein richtiges Gespräch mehr zustande.

Dafür nimmt der Verkehr immer weiter zu.

Abgase horten sich zu dichten grauen Schleiern zusammen, und hinter verschlossenen vierrädrigen Metallkäfigen sind angespannte Gesichter zu erkennen, die ihrem Ärger bisweilen mit kurzem Hupen Luft verschaffen, um in der ansonsten trägen Verkehrsschlange einige weitere Meter zu erobern.

Nach quälend langer Fahrtzeit kommen wir endlich wieder im Café an, wo Janine schon aufgeregt auf uns wartet.

Unsere Schweigsamkeit ignorierend, platzt sie überschwänglich mit der Neuigkeit heraus:
„Shiva ist aufgewacht!"
Die Nachricht verhallt in einem Meer von Stille.
„Ähm, ist das nicht prima?", wirft sie noch hinterher, falls wir das zugehörige Gefühl zu ihrer Nachricht erst suchen müssten.
Ich packe sie am Arm und ziehe sie auf eine Sitzbank.
„Ja, das ist schön", sage ich gefasst, „aber es gibt da ein Problem."
„Ach, Probleme haben wir alle", erwidert sie mit nervösem Kichern.
„Shivas Angebetete scheint verheiratet zu sein und zwar mit ‚Mister Übellaunig', der übrigens Tori heißt."
„Ach, was!!!" Nach kurzer Pause fügt sie leise hinzu: „Vielleicht wollen die sich trennen, wenn er immer so übellaunig ist?"
Der Gedanke zieht bei mir kurz Kreise, bevor er wieder an der Startlinie endet.
„Das glaube ich nicht, und wenn, dann nicht demnächst, laut Nachbarin hörte sich das eher nach Versöhnung an."
Janines Elan verliert an Schwung.
„Das können wir ihm jetzt aber nicht sagen!"
„Genau", stimme ich ihr grübelnd zu.
„Jedenfalls nicht gleich."

StVO – ein umfangreiches Regelwerk

Gemeinsam mit Cheng stehen wir am späten Nachmittag im Krankenhausflur vor Shivas Tür.
Eine vorbeieilende Schwester nickt uns zu.
„Sie können reingehen, er ist wach!"
Unser Dankeschön verhallt im Leeren, da sie schon im nächsten Zimmer verschwunden ist.
Mit Shivas ausgelatschten Sandalen unter dem Arm, stimme ich Janine und Cheng noch mal auf absolutes Stillschweigen ein.
Janine hat einen bunten Strauß aus Margeriten und Vergissmeinnicht dabei, dem sie mit einem Hundeanhänger ihre persönliche Note hinzugefügt hat.
Cheng holt aus seinem Rucksack einen Stift und eine Postkarte mit Berliner Stadtansicht, auf der

wir die Genesungswünsche mit unserer Signatur
vervollständigen. Vorsichtig öffne ich die Tür.
Die gut gefüllte Obstschale steht immer noch am
selben Platz.
Shiva liegt still auf dem Krankenhausbett.
Leise durchqueren wir das Zimmer, stehen steif
am Fußende des Bettes und betrachten sein
regungsloses Gesicht mit den eingefallenen
Wangen.
„Ich glaube, er atmet nicht mehr", flüstert Janine
mit zittriger Stimme.
Ungelenk tritt sie neben ihn und legt zögernd ihre
freie Hand auf seine Stirn.
Sie lächelt uns erleichtert zu, als Shivas Augenlider
blinzelnd Signale von sich geben.
Ungläubig betrachtet er Janine, deren Hand noch
immer auf seiner Stirn ruht.
Mit vereintem „Welcome, welcome" begrüßen
wir erleichtert den Wiederauferstandenen, der
allerdings nur matt lächelnd die Willkommensgrüße
entgegennimmt.
„Du hast einfach nur zu lange geschlafen", versucht
Janine ihn weiter aufzuheitern, wedelt mit ihrem
Blumenstrauß und geht auf Vasensuche.
„Wie geht es dir?", frage ich besorgt.
Er deutet mit seinem Kopf und gequältem Lächeln
eine liegenden Acht an.
„Hier, hab ich dir mitgebracht."
Wie eine Siegestrophäe halte ich die ausgetretenen
Sandalen in die Luft und deponiere sie in seinem

Nachttisch.

Cheng kramt unterdessen in seinem Rucksack
und zieht einen ganzen Stapel an Papieren hervor.
Neugierig beuge ich mich über die Sammlung.
„Straßenverkehrsordnung mit Bußgeldkatalog",
staune ich.

Gesammelte Werke, sage und schreibe
vierundfünfzig Paragrafen mit Hunderten
von Ordnungswidrigkeiten und aufgelisteten
Bußgeldern bis zu eintausendfünfhundert Euro.

„Kennst du die alle?"

Mit einem festen Nicken legt er die Sammlung
neben Shivas Sandalen.

„Die Bibel für Neuankömmlinge in Deutschland."

Mit einem Textmarker hat Cheng Paragraf
fünfundzwanzig der StVO hervorgehoben.

Fünfzehn Bußgelder für Fußgänger und im
Besonderen: verbotswidriges Betreten einer
Fahrbahn obwohl Gehweg vorhanden.

Und er hat auch herausgefunden, dass die Firma
des Fahrradkuriers eventuell für Schäden dieser Art
aufkommen könnte.

Da kann man sich zunächst entspannt
zurücklehnen.

Janine ist mittlerweile fündig geworden und steht
mit einer Urinflasche, in der ihr Blumenstrauß
steckt, lachend in der Tür.

„Ich hab nichts anderes gefunden!"

Ihre Heiterkeit ist ansteckend und selbst Shivas
Stirnfalten glätten sich.

Seine Frage nach Angelika haben wir erwartet.
Einstimmig, mit unseren Blicken seine Bettdecke
fixierend, versichern wir ihm, dass wir noch keine
weiteren Neuigkeiten haben.

Das unangenehme Gefühl der Notlüge aktiviert
eine Aufbruchsstimmung, in der uns Shiva seine
Wünsche mitgibt.

Er will unbedingt eine Puja machen und braucht
sein Notizbuch.

Das Erstere ist unmöglich, das Notizbuch,
versprechen wir hoch und heilig, kommt morgen,
wenn Janine ihn besucht.

Wir machen uns auf den Heimweg.

Es ist Abend geworden und die Stadt befindet sich
in der Rushhour. Dicht gedrängt stehen wir in
der U-Bahn und lassen uns von dem geschäftigen
Menschenstrom mitführen in die unterirdischen
Gänge der Stadt, wo neben vielfältigen Geschäften
und zukünftigen Musikvirtuosen einzelne Gestalten
ein Schattendasein auf Schlafsäcken führen.

Zurück in Janines Hundehöhle, beraten wir uns
unter Einfluss von Chengs Pflaumenwein.

„Ich finde, wir sollten diese Angelika mit ihrem
Tori ruhig einladen, dann wissen wir ganz genau,
was Sache ist", säuselt Janine in angeheiterter
Stimmung.

„Jedenfalls sollten wir sie darüber informieren,
was aus ihrem indischen Tête-à-tête geworden ist",
werfe ich süffisant in die Runde.

Cheng nickt mit seinen Kopf hin und her und wägt

Argumente des Für und Wider gegeneinander ab.
Einige Gläser Pflaumenwein später erkläre ich mich
unter dem Jubel der beiden bereit, mit Angelika zu
sprechen und sie aufzuklären.
Der Überschwang hat sich am nächsten Morgen,
bei heftigen Kopfschmerzen infolge der
Pflaumenweinorgie, auf ein Mindestmaß reduziert.
Erst am späten Nachmittag erfasst mich eine
Art von Pflichtbewusstsein und ich mache mich
mit noch vorsichtigen Schritten auf den Weg ins
Erdgeschoss.
Was hat mich nur dazu bewogen, dieses blöde
Telefonat anzubieten. Aber selbst mein rebellischer
grüner Giftzwerg liegt freundlich lächelnd in der
hintersten Ecke seiner Synapse und träumt immer
noch, leicht benommen durch den Alkohol, vor sich
hin. Wahrscheinlich schläft er seinen Rausch aus.
Im Laden herrscht die gewohnte Betriebsamkeit.
Widerstrebend bewege ich mich in den hinteren
Teil des Ladens, um nach kurzem „Hallo"-
Austausch mit dem Inhaber und seiner freundlichen
Erlaubnis, telefonieren zu dürfen, das Schnurtelefon
aufzusuchen. Das immer noch unbekümmert sein
Dasein in der hinteren Ladenecke fristet.
Ich hole tief Luft, nehme den Hörer ab und wähle
Angelikas Nummer.
„Ja?", sagt eine mir wohlbekannte männliche
Stimme.
„Ähm, Entschuldigung, hier ist Maric, ich hatte
schon mal angerufen. Ist Angelika zu sprechen?"

„Sie kommt erst später", säuselt die um einiges freundlichere Stimme.

„Um was geht es denn?"

Ich denke: Du Blödmann, dir werde ich bestimmt keine Vertraulichkeiten preisgeben. Oder doch? Vielleicht so: Deine Süße hatte mal einen super Sommer mit einem richtig scharfen Typen und der will sie jetzt wiederhaben.

Bei dem Gedanken grinse ich in den abgegriffenen Hörer.

„Hallo, bist du noch dran?", ertönt es vom anderen Ende der Leitung.

„Ja, ja, kannst du mir denn sagen, wann ich Angelika erreichen kann?", frage ich mit einem unterdrückten Lächeln.

„Uns kann man immer erreichen und ich nehme auch alle Anliegen entgegen", kommt zu meiner Überraschung seine freundliche Antwort.

Ich weiß nicht, was mich dann für ein Geist geritten hat, als ich mich sagen höre:

„Ich bin eine Bekannte aus alten Reisetagen und wollte Angelika zum Essen einladen, aber du kannst natürlich gerne mitkommen."

Erstaunlicherweise klingt die Stimme am anderen Ende der Leitung hoch euphorisch und bietet Sonntagabend an.

Ob es an den Gewürzen im Laden oder an den Nachwirkungen der gestrigen Alkoholrunde liegt, jedenfalls stimme ich überrumpelt zu, mit detaillierter Angabe von Adresse und Uhrzeit.

Zurück in Janines Wohnung, bekenne ich reuig meine Tat.

„Dieser Tori ist eine richtige Klette", stelle ich zu meiner Verteidigung resigniert fest.

Janine sitzt nachdenklich neben mir.

„Glaubst du an Horoskope?"

„Hä? Was hat das denn jetzt mit unserer Einladung zu tun?"

„Nichts, aber ich war heute bei Shiva und in seinem Notizbuch berechnet er astrologische Konstellationen. Er meinte, es würden Veränderungen auf mich zukommen."

Mein spontan einsetzender Lachanfall hat zur Folge, dass ich vom Sofa auf den Fußboden rutsche und dort das Lachen, durch den schmerzhaften Aufprall, in einem Hustenanfall endet.

Als ich mich beruhigt habe, sitzt Janine betreten vor mir.

„Shiva glaubt auch an heilige Angelikas, also bitte, lass die Kirche im Dorf, wir haben Wichtigeres zu tun. Im Übrigen", doziere ich weiter, „Veränderungen finden ständig statt, dazu braucht es keine komplizierten Berechnungen! Und was mich betrifft, so prognostiziere ich, dass es in naher Zukunft einen Ortswechsel geben wird, nämlich zu mir nach Hause."

Schließlich kommen wir überein, astrologische Fragen in den Hintergrund zu stellen und uns den wichtigen Aufgaben des Lebens zu widmen.

„Erklär mir mal lieber, wie ich plötzlich zu der alten

Bekannten von Angelika mutieren soll. Sie kennt mich ja gar nicht!"

Mit dieser Frage habe ich Janine endgültig in die Realität zurückgeholt.

Ada bellt

Es ist Sonntagabend, neunzehn Uhr. Der
Abend der Wahrheit. Cheng steht mit
mehreren übereinandergestapelten Boxen im
Hundewohnzimmer.
Er lässt sich beim Arrangieren der Essutensilien
nicht reinreden.
Mit hoher Präzision werden Essstäbchen und
Döschen verteilt, als würde der Kaiser von China
mit seinem Gefolge höchstpersönlich eintreffen.
Apropos eintreffen. Es klingelt.
„Oh, die sind aber pünktlich!"
Nervös ziehe ich mich in die Kochnische zurück
und probe Unsichtbarkeit.
Janine drückt den Knopf der Sprechanlage und ruft:
„Vierter Stock."
Auf der Treppe ist gedämpfter Wortwechsel zu
hören.
Janine steht angespannt in ihrer Eingangstür
Was jedoch keine Barriere darstellt für die
hereinbrechende Invasion unserer Gäste.

Im engen Flur der Wohnung sind noch mehrere laute „Hallos" zu hören, dann ist das Hundezimmer belagert.

Als wären wir alte Bekannte, werde ich mit einem festen Handschlag begrüßt.

„Hallo, wir hatten telefoniert. Jetzt mal ganz förmlich: Ich bin Thorsten Albers, du darfst mich Tori nennen!"

Dabei streift er mit seiner linken Hand kokett eine blonde Haarsträhne zurück, um seinen akkuraten Scheitel wieder in die richtige Position zu bringen. Das lässige hellblaue Blouson ist halb geöffnet, darunter ist ein frisch gebügeltes weißes Hemd zu sehen.

Hinter ihm still lächelnd, im dunkelblauen Blazer, seine um einen Kopf kleinere Begleiterin mit einem Piercing an der Lippe. Angelika.

Verlegen drücke ich ihr die Hand und will gerade zu einer Erklärung ansetzen, als Tori das Wort ergreift.

„SUPER, deine Einladung, was machst du beruflich?"

Irritiert suche ich nach einer plausiblen Antwort, aber da hat Tori schon das Terrain übernommen.

„Also ich bin unabhängiger Finanzmakler, und mein bestes Stück", dabei nickt er lachend zu seiner Gefährtin, „ist meine rechte Hand."

Ich sehe dunkle Wolken am Horizont aufziehen.

Der Abend scheint anderes mit uns vorzuhaben als geplant.

Ein Blick zu Janine bestätigt meine Befürchtungen. Nervös zupft sie Flusen aus ihrer Dalmatiner-Strickjacke.

Angelikas Augen glänzen angesichts des dominanten Auftretens ihres Partners.

Wahrscheinlich hat er ihr nicht mal erzählt, dass ich eigentlich sie einladen wollte und er gnädigerweise mitkommen darf.

Einzig die langen Überlegungen, wie ich meine Freundschaft zu Shivas Angebeteter erkläre, haben sich jetzt wohl erübrigt.

Begeistert von Chengs Tischarrangement nimmt Tori als Erster Platz.

„Toll, asiatisches Essen."

Angelika setzt sich neben ihn und lächelt ihn verlegen an.

Er sei schon zweimal in Thailand gewesen, „das war klasse".

Aber jedenfalls IMMER eine Reiseversicherung abschließen.

Er habe erstklassige Angebote in seinem Portfolio und würde exklusiv für jeden von uns eine RICHTIG GUTE raussuchen.

Was für ein Glück, dass wir ihn eingeladen hätten, denn seine engen freundschaftlichen Beziehungen zu einem ganz, gaaanz weit oben bei der National-Bank wären RICHTIG von Vorteil für uns.

Betreten sitzen Janine und ich am Tisch.

Ich bekomme eine leise Ahnung, wo dieser Abend enden könnte.

Nämlich in einem Kochtopf, gut gefüllt
mit Verkaufsopfern eines gewieften
Versicherungsverkäufers.
Und die Nacht ist noch lang.
Es duftet herrlich nach frisch zubereitetem Reis und
feinen Gewürzen.
Ich gebe Cheng diskrete Signale, die Menüfolge zu
beschleunigen.
Mir bedeutungsvoll zulächelnd, stellt er die
gefüllten Suppenschalen auf den Tisch und hantiert
unter Vorwand in der Kochecke.
Zwischen begeisterten Ausrufen wie
„toll", „prima Essen" und „schöne kleine
Wohnung" weist Tori auf die besonderen Vorteile
einer Hausrats- und Haftpflichtversicherung hin.
„Stell dir vor, du fällst von der Haushaltsleiter
und deine teure Vitrine ... peng! Ich habe DIE
Versicherung, zahlt sofort und ohne Rechnung",
grinst er siegessicher. Mit dem Management der
XXL-Versicherung gehe er jeden Sommer Wasserski
fahren auf dem Zürcher See.
Also allerbeste Voraussetzungen, um für uns die
besten Konditionen auszuhandeln.
Die Vorschläge nehmen kein Ende. Für jede
geringstmögliche Gefahr hat Tori die passende
Schlaraffenland-Absicherung parat.
Erschöpft beuge ich mich über meinen Teller, in der
Gewissheit, dass bei unserem Menü nur noch der
Nachtisch auf uns wartet.
Tori ist inzwischen begeistert bei der Altersvorsorge

angekommen.

„Stell dir vor, du zahlst jeden Monat hundert Euro ein und bekommst am Schluss eine Rente von sage und schreibe fünfhundert Euro GARANTIERT.
Das ist der Knaller, mit staatlicher Unterstützung und ENORMEN Vorteilen bei der Steuer.
Da kann man gar nicht Nein sagen!"
Cheng legt mit den Worten „Adalbert" eine Handvoll in buntes Papier gewickelte Kekse auf den Tisch. Wobei es sich bei seiner Aussprache eher nach „Ada bellt" anhört.
„Ada bellt! Klingt lustig, heißt so dieser Nachtisch?", scherzt Tori.
„Adalbert Rürup", insistiert Cheng und fügt als leidenschaftlicher BWL-Student hinzu, der Rürupvertrag sei das SCHLECHTESTE Finanzprodukt, weltweit einmalig, nicht kündbar, nicht vererbbar und vor allem nicht auszahlbar.
Das Gesparte sei ausschließlich nur in Form einer kleinen Rente verfügbar. Wer zu früh sterbe, habe Pech gehabt. Aber habe zum Glück für das Wohl der anderen Versicherten und der Versicherung selbst gesorgt.
Das erste Mal an diesem Abend erlebe ich Tori sprachlos. Seine gute Laune beginnt sich etwas einzutrüben. Ich nutze die Gelegenheit der Stille.

„Also, warum wir euch eingeladen haben", dabei wende ich mich der schweigsam lächelnden Angelika zu.

„Ich komme gerade aus Indien. Da habe ich in

einem Hostel die Bekanntschaft eines gewissen Shiva gemacht. Der wollte unbedingt nach Berlin wegen dir."

Angelikas Stirn bekommt zusehends Falten.
„Ja, und jetzt ist er in Berlin und sucht dich, um den zukünftigen gemeinsamen Lebensweg mit dir zu besprechen!"
Jetzt ist es endlich raus. Angelika beginnt kopfschüttelnd vor sich hin zu hüsteln, und aus Toris Augen sprühen Funken.
Mit einem Satz steht er kerzengerade am Tisch, die blonde Haarsträhne nervös zurückstreifend.
„Komm, Angelika, das haben wir nicht nötig, die sind ja nicht normal, meine besten Produkte schlechtzureden und dann dich noch mit wirren Fantasien zu belästigen! Die haben ja keine Ahnung."
Mit einer abrupten Bewegung greift er nach Angelikas Arm und zieht sie zu sich, dabei kippt der Stuhl nach hinten und prallt mit einem deutlichen Knall auf den Fußboden.
Als wäre der Startschuss zum Aufbruch gefallen, greift Tori noch kurz auf den Tisch, um sich das Dessert „Ada bellt" zu sichern, und entschwindet türschlagend mit seiner Gefährtin.
Die Schallwelle hallt noch einige Zeit nach. Sprachlos bleiben Janine und ich auf den Hundepolstern sitzen und atmen erleichtert auf. Cheng kommt grinsend aus der Kochnische und stellt eine Flasche Reisschnaps mit Gläsern auf den

Tisch.

„Die sehen wir hoffentlich nie wieder", bricht es aus Janine heraus.

„Diese Angelika hat ihren Tori angehimmelt, als wäre er der CEO der Versicherungsfirma höchstpersönlich. Eigentlich passen die gut zusammen."

„Was das für eine Auszeit in Indien war, bleibt mir ein Rätsel", ergänze ich kopfschüttelnd.

Cheng füllt den Schnaps bis zum Rand in die Gläser.

Wir sind uns einig, dass Shivas Angebetete sicherlich keine Option für ihn ist. Jetzt haben wir nur noch ein Problem.

Wie und wann erklären wir ihm das?

„So spät wie möglich", sagt Janine trocken.

Es ist Freitagmorgen und wir stehen zu dritt vor Shivas Krankenhauszimmer.

Einen Putzwagen vor sich herschiebend, wischt eine rundliche Dame singend das graumelierte Linoleum.

Im Flur warnen gelbe Schilder vor Rutschgefahr. Aber zum Glück ist ja bei Unfällen die ärztliche Hilfe um die Ecke.

Janine hat sich fein gemacht und trägt passend zu ihrer Dalmatiner-Jacke eine Hose mit Tigerfell-Muster.

Cheng hält selbst gebackene, in Goldpapier eingewickelte Glückskekse in der Hand.

Wir betreten das Zimmer. Zu unserer Überraschung

steht Shiva in seinen Sandalen, gewickeltem Dhoti und mit frisch geölten Haaren strahlend vor seinem Bett.

„Entlassen", ruft er uns freudig entgegen und drängt zum Aufbruch. Unter seinem Arm einen dicken Stapel Krankenhauspapiere.

„Warte mal", sagt Janine, legt ihre Hand auf seine Schulter und drückt ihn mit sanfter Gewalt zurück auf die Bettkante.

„Wir haben Neuigkeiten", beginne ich das Gespräch. Janine und Cheng nicken bedeutsam. Ich schaue ihn ernst an:

„Wir hatten alle eine aufregende Zeit. Ich bin froh, dass du wieder gesund bist. Aber, Shiva, deine Angelika ist verheiratet, sie hat schon einen Mann an ihrer Seite, und das ist auch gut so. Wir haben das gründlichst überprüft. Also KEINE Chance für dich."

Es ist sehr still geworden im Zimmer.

Und ich ergänze:

„Und noch was, ihr seid mir alle ans Herz gewachsen, aber für mich wird es jetzt dringend Zeit, nach Hause zu fahren, ich muss in drei Tagen auf der Arbeit erscheinen."

Janine streicht ihr Dalmatiner-Fell glatt und bietet an, dass Shiva bis zu seiner Rückkehr nach Indien bei ihr wohnen kann.

Der gibt immer noch keinen Ton von sich.

Was habe ich erwartet? Dass er schreiend durch das Krankenhaus rennt?

Ich weiß nicht, was in ihm vorgeht. Stille Wasser sind tief. Ich hoffe nur, dass ihn meine klare Ansage überzeugt hat.

Zu Hause war gestern

Ich sitze im Intercity zurück nach Hause in den hohen Norden.

Durch das Fenster sehe ich die Landschaft vorbeifliegen und wünsche mir, dass dieses Fliegen nie aufhört.

Die Vorstellung, morgen im Büro mit den Kollegen zu arbeiten, kommt mir völlig absurd vor.

Das Leben hat mich im Schleudergang kräftig durchgeschüttelt und auf dem Zenit seiner Umdrehungen wieder ausgespuckt.

Zu allem Überfluss erwarten die Kollegen, dass Frau Erlenmaier nun ganz erholt, voller Urlaubseindrücke, aus Indien zurückkommt.

Im Gepäck lustige Reiseanekdoten und exotische Mitbringsel.

Nach dreieinhalb Stunden Zugfahrt stehe ich um achtzehn Uhr fünfzig endlich vor meiner Wohnung im zweiten Stock eines Mietshauses und ziehe den Haustürschlüssel aus einem sicheren Versteck in der Wandnische.

Die Wohnung wirkt kühl und fremd. Ich schaue in die Küchenregale, wo mein weniges Geschirr mich anschweigt.

Die obligatorische Großwäsche nach der Reise entfällt, da mein zurückgelassener Rucksack samt Inhalt in einer indischen Küchenzeile seine neue Bestimmung gefunden hat.

Nach einer ausgedehnten Dusche macht ein Jogginganzug unter meinen strengen Auswahlkriterien den ersten Preis und schmiegt sich um meinen müden Körper.

Ich nehme mir aus der Dose mit den mehr oder weniger abgelaufenen Teebeuteln das neueste Modell und serviere mir die heiße Köstlichkeit auf meinem funktionalen Zweisitzersofa.

Der Anrufbeantworter zeigt fünfundzwanzig neue Nachrichten an. Ich drücke auf die Wiedergabetaste und lausche mit halbem Ohr.

Zwischen verschiedenen Werbeanrufen taucht immer wieder die Stimme meiner Freundin Steffi auf, die gespannt auf Neuigkeiten wartet.

Das Letzte, was ich mir gerade wünsche, ist eine Plauderstunde.

Aber auch die Vorstellung, in zwei Tagen bei Herrn Walz die Arbeit aufzunehmen, bereitet mir ziemliche Bauchschmerzen.

Ich bin eingeschlafen und wache durch das Sturmläuten meiner Haustürklingel in verschränkter Haltung wieder auf. Mühsam quäle ich mich zur Sprechanlage.

„Ich komme gerade von einem Spaziergang und habe bei dir Licht gesehen. Endlich bist du zu Hause."

Ich drücke den Türöffner. Steffi steht mit voller Erwartung in der Eingangstür.

„Hast du noch Jetlag? Wie war's?"

Ihr Bombardement an Fragen endet mit der Aufforderung:

„Komm, erzähl mal!"

Ja, wenn das so einfach wäre. Ich mache uns einen Tee und wir setzen uns auf die Couch.

Beim Versuch, das Wichtigste zusammenzufassen, merke ich, wie schwierig es ist, mein Erlebtes wiederzugeben.

Steffi unterbricht meine Erklärungsversuche immer wieder mit Fragen.

„Und mein Plan? Der war doch richtig gut! Hast du ihn noch?"

Ich muss gestehen, dass ich vom ursprünglichen Inhalt meines sorgfältig gepackten Rucksacks, samt Steffis detailliertem Reiseplan, nichts mehr habe. Einzig die schöne Holzdose konnte ich mit Mühe retten und überreiche sie ihr zum Trost jetzt feierlich. Steffi lächelt dankbar.

Das Lächeln kann ihre Enttäuschung jedoch nicht verbergen.

„Dann lass ich dich erst mal ankommen."

Die tröstend gemeinten Worte hinterlassen ein fades Gefühl bei uns beiden.

Herr Walz geht steil

Es ist Montagmorgen. Zeit, zur Arbeit zu gehen.
Ich stehe noch zögernd vor der Eingangstür des
Büros, als Manfred, mein lustiger Kollege, mir
lachend auf die Schulter klopft.
„Na, du Ausreißerin, der Chef will dich sprechen,
bevor du loslegst!"
Ich schaue ihn fragend an, aber er zuckt nur mit den
Schultern.
Die Chefetage liegt im obersten Stock.
Durch einen Seiteneingang nehme ich lustlos die
Treppen nach oben.
Hinter einer Glastür sitzt Herr Walz am Schreibtisch
vor seinem Computer.
Ich klopfe und öffne die Tür.
„Ah, Frau Erlenmaier, gut dass Sie kommen! Hatten
Sie einen schönen Urlaub?"
Meine Antwort nicht abwartend, immer noch in den
Bildschirm vertieft, fährt er beiläufig fort:
„Wir haben während Ihrer Abwesenheit eine
ganze Menge an zu bearbeitenden Aufträgen

hereinbekommen, hier, warten Sie mal, ich hab's gleich gefunden, ach so, ja", dabei tippt er konzentriert auf seiner Tastatur und erklärt weiter: „Zwei Ihrer Kollegen sind krank. Also – ich rede nicht lange drum herum, Sie müssen die nächsten vier Wochen Überstunden leisten. Sie sind ja, wie ich sehe, gut erholt!"

Bisher hat er mich keines einzigen Blickes gewürdigt.

In mir wächst langsam, aber stetig Widerstand. Wie angewurzelt stehe ich vor seinem Schreibtisch und fühle mich richtig fehl am Platz.

Es passt einfach alles nicht mehr zusammen. Herr Walz schaut kurz auf.

„Ja, Sie können gehen!"

Ich merke gerade noch, wie der Druck in mir ansteigt, und dann platzt es wie bei einer plötzlich geöffneten Schleuse aus mir heraus.

„Ich kündige!"

Hallo?! Habe ich das gerade tatsächlich gesagt?

Erschrocken starre ich auf den Fußboden. Mmmh, das fühlt sich eigentlich ganz gut an.

Herr Walz schaut irritiert hinter seinem Bildschirm hervor. Seine Wangen röten sich zusehends.

„Ähm, was sagten Sie gerade?"

Ich wiederhole dieses Mal langsamer:

„Ich ... kündige ..."

Herrn Walz' Wangen beginnen zu glühen. Er springt wie ein aufgezogener Duracell-Hase vor mir hin und her, mit den Armen wild gestikulierend schaukelt er sich mit seiner Wut immer höher.

„Das könnte Ihnen so passen", ist noch das Netteste, was an Wortschwall aus ihm herausbricht.

Vor meinem inneren Auge spielen sich lebhafte Szenen ab. Einerseits ziehen die Erlebnisse meiner Reise an mir vorüber, andererseits schwebt Herrn Walz's Wut in Form einer Wolke an mir vorbei in Richtung offenes Fenster.

Wie würde Herr Walz wohl in einem Dhoti und ausgelatschten Plastiksandalen mit Hibiskusblüten aussehen?

Ich beginne zu schmunzeln.

Herr Walz hält plötzlich inne.

Er hat anscheinend gemerkt, dass sein cholerischer Ausbruch bei mir verpufft.

Mühsam versucht er seinen Ärger hinunterzuschlucken und ringt sich unter ständigem Räuspern zu einem sachlichen Gespräch durch.

Etwas künstlich, wie mit Engelszungen, kommt:

„Also, Frau Erlenmaier, Sie sind meine beste Kraft, machen Ihre Arbeit hervorragend, ich brauche Sie" über seine Lippen.

So ein Lob höre ich das erste Mal von ihm.

Eigenartig, es berührt mich nicht einmal.

Es ist vorbei.

Ich bin endlich bereit, mein Leben zu verändern.

Egal, was kommt.

Mein spontaner Entschluss fühlt sich richtig gut an.

Mit den Worten

„Ich reiche Ihnen die Kündigung schriftlich nach"
wende ich mich zur Bürotür und verlasse erhobenen
Hauptes den Raum.

Ich gratuliere mir selbst. Frau Erlenmaier, das hast
du gut gemacht, beste Kraft, hervorragende Arbeit.
Ja!!!

Nun, ganz so einfach ist es natürlich nicht, denn
Arbeitsvertrag ist Arbeitsvertrag. Es bleibt noch
die letzte Frist übrig, in der ich zuverlässig, aber
sicherlich nicht besonders motiviert, mein Soll
erledigen möchte.

Wo mich die Reise meines Lebens jetzt hinführen
wird, ist noch ein Rätsel.

Aber was habe ich zu befürchten? Nach meinen
Begegnungen mit einer reinkarnierten Dogge,
fliegenden Kobras und einem verknallten
Hostelbesitzer hat sich das Ungewisse gerade in
einen kleinen, niedlichen Chihuahua verwandelt.

In meinem Hochgefühl habe ich sogar beschlossen,
die Wohnung zu kündigen.

Steffi hat meinen Wunsch nach Veränderung
verstanden.

Sie weiß jetzt, ich muss meinen Weg alleine gehen.
Aber wir bleiben in Kontakt.

Ich darf die Umzugskisten bei ihr im Keller
abstellen und zur Not kann ich auch kurzfristig bei
ihr wohnen.

Sieben Wochen später – der größte Teil meiner
Sachen steht schon, in Kisten verpackt, sperrig im

Wohnzimmer – sitze ich, die Spätsommersonne
genießend, auf dem kleinen Balkon meiner Noch-
Wohnung.

Ein frischer Ostwind lässt die bevorstehende kalte
Jahreszeit erahnen.

Im gelben Friesennerz fährt Franz, unser Postbote,
mit seinem Fahrrad die Straße entlang, winkt mir zu
und ruft:

„Du hast ein Einschreiben."

Er hält unter meinem Balkon an, und während er
umständlich in seinem Briefkorb sucht, ergänzt er:
„Aus Berlin."

„Ja schön, und was steht drin?"

„Darf ich dir nicht sagen", erwidert er lachend,
„Datenschutz!"

Neugierig geworden, gehe ich nach unten und
quittiere den Empfang.

Franz überreicht mir einen blauen Briefumschlag
– mit einem glitzernden Hundesticker auf der
Rückseite.

Abwesend winke ich Franz zu, der sein Fahrrad
routiniert in die nächste Hauseinfahrt manövriert,
und gehe nach oben.

Den Brief in der Hand, setze ich mich auf eine
meiner Umzugskisten.

Letztlich siegt die Neugierde. Mit einem kurzen
Messerschnitt ist das Nachrichtenportal geöffnet.

Liebe Marie,

es ist viel passiert, seit Du weg bist.
Wir denken noch oft an Dich und lassen
Geschichten bei Pflaumenwein aufleben. Bevor
ich es vergesse, schöne Grüße auch von Cheng.
Unten findest Du seine Telefonnummer, falls Du
Finanzberatung brauchst! Haha.
Ich arbeite jetzt ganztags im Café Chez Luigi.
Du hattest übrigens recht. Marco ist tatsächlich mit
einer schönen Dame aus seinem Heimatdorf verlobt
und hat sich entschlossen, wieder nach Italien
zurückzugehen.
Aber – das spielt jetzt auch gar keine Rolle mehr.

Denn ..., ich hoffe Du sitzt gerade!
Shiva und ich werden heiraten.

Er hat mir erklärt, dass er nach der verunglückten
Puja bei Chez Luigi die ersten Zweifel an seiner
Mission bekam.
Als er dann zum ersten Mal in mein Wohnzimmer
trat, ahnte er, dass da was ganz anderes passieren
würde.
Er hat mir erklärt, dass sein Namensgeber, der Gott
Shiva, immer einen Hund bei sich führt.
Irgendwie eine Story aus der alten indischen
Götterlehre. Weil der Gott Shiva einem anderen Gott

an die Gurgel gegangen ist und dann – zur Strafe –
zunächst in einen Hund verwandelt wurde.

Hab ich auch noch nicht so richtig verstanden. Auf
jeden Fall war für Shiva, als er im Krankenhaus
aufwachte, klar, dass in seinen astrologischen
Berechnungen irgendwas nicht stimmen konnte.

Ich hoffe, Du kannst zu unserer Hochzeit kommen,
wir brauchen Dich als Trauzeugin. Und freuen uns
riesig auf ein Wiedersehen.
Unterzeichnet mit „Janine" und einem indischen
Schriftzug.
Ich sitze noch lange auf meiner Umzugskiste und
denke schmunzelnd über die merkwürdigen
Wendungen des Lebens nach.
Vielleicht ist das Leben nicht nur ein Fluss, sondern
besteht aus unendlich vielen Flüssen, in denen wir
schwimmen könnten.
Es wäre allerdings wichtig, zum richtigen
Zeitpunkt von dem einen aus- und in den anderen
einzusteigen.

Aus Omas Backbuch

Glückskekse für alle Fälle

30 Teile Mitgefühl
30 Teile Humor
40 Teile Fantasie
Bei Kühlung unbegrenzte Haltbarkeit